全民科学素养提升系列

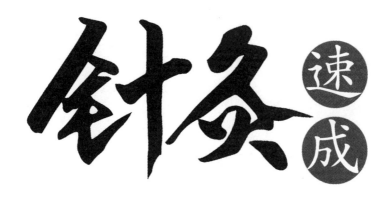

针灸速成

主　编　李　杰

主　审　张安仁

副主编　严　谨　汪海燕

　　　　李文娜　张　峰

U0301256

 西安交通大学出版社
XI'AN JIAOTONG UNIVERSITY PRESS

国家一级出版社
全国百佳图书出版单位

图书在版编目(CIP)数据

针灸速成 / 李杰主编. —西安:西安交通大学出版社,2022.1

(全民科学素养提升系列)

ISBN 978 - 7 - 5693 - 2291 - 0

Ⅰ.①针… Ⅱ.①李… Ⅲ.①针灸疗法 Ⅳ.①R245

中国版本图书馆 CIP 数据核字(2021)第 192869 号

书　　名	针灸速成
主　　编	李　杰
责任编辑	秦金霞
责任校对	郭泉泉
装帧设计	天之赋设计室

出版发行	西安交通大学出版社
	(西安市兴庆南路 1 号　邮政编码 710048)
网　　址	http://www.xjtupress.com
电　　话	(029)82668357 82667874(发行中心)
	(029)82668315 (总编办)
传　　真	(029)82668280
印　　刷	陕西金德佳印务有限公司

开　　本	720mm×1000mm　1/16	印张 14.5	字数 238 千字
版次印次	2022 年 1 月第 1 版	2022 年 1 月第 1 次印刷	
书　　号	ISBN 978 - 7 - 5693 - 2291 - 0		
定　　价	38.00 元		

如发现印装质量问题,请与本社市场营销中心联系调换。

订购热线:(029)82665248

投稿热线:(029)82668805

导 语

速成法，攻其道。

针之道，十三法。

基本功，练始终。

识禁忌，辨经证。

选穴清，择针明。

进针稳，行针准。

补泻随，用针跟。

留针静，出针动。

时量效，神决定。

若异常，要冷静。

针入手，法入心。

始即行，思则成。

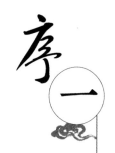

序一

　　针灸学是中医学的重要组成部分。在漫长的历史发展过程中,随着临床经验的不断积累,理论知识的日益充实,针灸学早已发展成为一个具有丰富学术内容和较大实用价值的专门学科。

　　20 世纪以来,随着针灸热在全球范围内的不断升温,喜欢、爱好针灸的人越来越多,针灸学早已成为在全球范围内应用最广泛的传统医学。但针灸学内容博大精深,362 个经穴,上千个经外奇穴,纷繁复杂的经脉系统和针刺手法,加之在临床各科尤其在治未病及康复领域的广泛应用,以及和其他自然科学的紧密结合,产生了难以胜数的各种特色疗法和临床适宜技术,使得许多针灸初学者、针灸爱好者望而却步,或问道无门,望洋兴叹。

　　李杰博士敏而好学,积数年之力,在他的博士生导师张安仁教授的指导与帮助下,认真汲取其前两部书(《经络穴位速记法》《针灸学龙凤诀》)的优点,以快速入门和便捷实用为目标,从针灸医师培养的方向、方法和方案三方面着手,以实践操作的"早练、速练、速用"为主要编排导向,以理论知识的"速学、速记、速成"为编排思路,编成《针灸速成》一书,以帮助针灸初学者或针灸爱好者执简驭繁,尽快入其门,通其道,用"小本子"以解决大问题,旨在引导读者快速掌握针灸医术,并方便指导临床应用。

《针灸速成》一书内容分为三部分：上篇为"针道"，以针刺基本功开篇，强调练针的重要性，从针灸实践操作着手，实现操作的早练、速练、速成，并系统总结了临床用针的全过程，将其命名为针刺十三法；中篇为"孔穴"，创新性地编排了十二经脉顺序，如手三阴经、手三阳经、足三阴经、足三阳经，加入图表速记、文字歌诀、规律记忆等速记板块，并归类难点、易混淆知识点，实现理论的速学、速记、速用；下篇为"歌赋"，引入针灸经典歌赋，并分节归类，对部分歌赋进行总结性阐述，以经典条文为导引，激发读者学习针灸的兴趣。

品味全书，吾感悟颇深，收获良多。古人云："尺有所短，寸有所长"，《针灸速成》就是一部"寸有所长"的针灸学著作，出版以后，我相信一定会有不少针灸同道或针灸爱好者们认识它、授受它、喜欢它，故乐之为序。

岐黄工程岐黄学者、首席科学家

"973计划"项目首席科学家

成都中医药大学原校长、首席教授

2021年10月

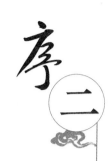

序二

"速成法，攻其道。针之道，十三法·········针入手，法入心。始即行，思则成。"翻开《针灸速成》一书，其导语深深地吸引了我，浏览其内容，作者用简短的文字阐述了针灸学习从基本功到选穴、选针，再到进针、行针、出针的整个过程，系统而全面地总结了针灸操作的具体流程，精简且实用，实为难得。

纵观《针灸速成》全书，作者砥志研思，其内容总结为三大特色：其一，以刺法基本功开篇，强调练针的重要性，重视在实践中学习理论，实现实践操作的早练、速练、速用；其二，创新性地编排了十二经脉顺序，并归类上、中两篇易混淆知识点，实现理论知识的速学、速记、速成；其三，下篇加入精选的经典歌赋，以经典来梳理理论与实践。全书围绕上述三大特色，从实践到理论再到经典，通过经典歌赋回顾实践和理论，以实践操作"早练、速练"带动理论知识"速记、速成"，意在快速培养一名合格的针灸医师。

李杰在针灸学创新性教学模式研究中不断探索，十年来对针灸保持着浓厚的兴趣和酷爱。2016 年撰写的《经络穴位速记法》，一经出版，便得到了广大阅读者的喜爱。《针灸速成》一书是对前期研究成果的进一步提升和全面且系统的总结，同时加以创新性编排，对学习针灸具有很强的指导意义和临床应用价值。

在本书行将付梓之际,李杰再次问序于我,有感于此书编写别具匠心,特色鲜明,实用性强,参考价值高,便欣然为之作序。望其继续努力,再出佳作。

刘智斌

中国针灸学会副会长

陕西省针灸学会会长

国务院特殊津贴专家、二级教授

2021 年 10 月

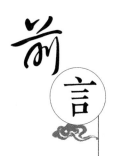

前言

　　我们熟知针灸学的内容繁多而散,对医者操作技术的要求极高。当今市场上针灸类书籍的特点体现在:①几乎都是按照"腧穴、刺法、治疗"的顺序编排,经络腧穴理论和刺法实践操作学习间隔时间过长,初学者一开始便陷入"唯穴位"的深渊,岂不知初学时,练针、刺法、针法等实践操作的重要性;②几乎所有针灸书籍的腧穴顺序均按照"肺经、大肠经、胃经、脾经……"编排。本书在编写时充分考虑上述问题后,从针灸医师培养的方向、方法和方案三方面着手,以实践操作的"早练、速练、速成"为主要编排导向,以理论知识的"速学、速记、速用"为编排思路,旨在引导读者快速掌握针灸医术。

　　本书内容分为三部分,上篇为"针道",以针刺基本功开篇,强调练针的重要性,从针灸实践操作着手,体现操作的早练、速练、速成,并系统总结了临床用针的全过程,将其命名为针刺十三法;中篇为"孔穴",创新性编排十二经脉顺序,如手三阴经、手三阳经、足三阴经、足三阳经,加入图表速记、文字歌诀、规律记忆等速记板块,并归类难点、易混淆知识点,实现理论的速学、速记、速用;下篇为"歌赋",引入针灸经典歌赋,并分节归类,对部分歌赋进行总结性阐述,以经典条文为导引,激发读者学习针灸的兴趣。

全书精心规划编排，旨在强调针灸学习的关键在于从实践到理论，再到经典，通过经典回顾梳理实践与理论，以实践操作"速练、速用"带动理论知识"速记、速成"，在实践中强化理论，从理论中规范实践，力争快速培养一名合格的针灸医师。书名借鉴《针灸大成》《针灸大全》，并融入上述内容特色，故名《针灸速成》。由于本人水平有限，文中措辞难免有不当之处，望广大读者批评指正，提出宝贵意见，以便改进和提高。

李杰

2021 年 8 月于成都

目 录

上篇 针 道

中篇　孔　穴

下篇　歌　赋

上篇

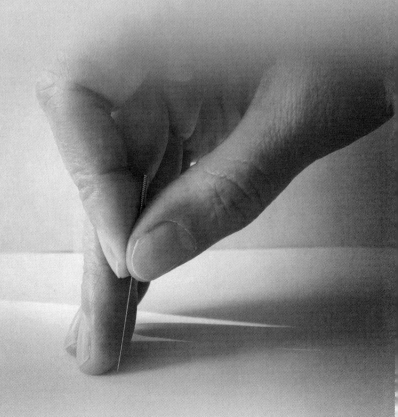

针道

第一章　针刺十三法

第一节　基本功法

毫针操作过程中,进针的速度、力度至关重要,要做好快速破皮,力度适中,则要求极强的针刺基本功,初学者应加强毫针操作训练和日常指力训练。

一、毫针操作训练

(1)纸垫练针法　在纸垫上可练习进针指力和捻转动作。练习时,一手如执毛笔式持针,使针身垂直于纸垫上,当针尖抵于纸垫后,将针刺入纸垫,手指向下渐加一定压力,待刺透纸垫后,再捻转退针。做捻转练习时,可将针刺入纸垫后,在原处不停地来回做拇指与示、中二指的前后交替捻转针柄的动作。要求捻转的角度均匀,一般每分钟可捻转90~150次。初期纸垫练针可用1~1.5寸长的短毫针。(图1-1)

(2)棉球练针法　取棉絮一团,用棉线缠绕,外紧内松,外包一层白纱布缝制,可以练习提插、捻转、进针、出针等各种毫针操作手法的模拟动作。做提插练针时,以执毛笔式持针,将针刺入棉球,在原处做上提下插的动作,要求提插深浅适宜,幅度均匀,针身垂直。在此基础上,可将提插与捻转动作配合练习。(图1-2)

现有售卖的练针包、仿真皮肤模型等,其也可用于毫针操作手法的练习。

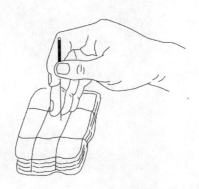

图1-1　纸垫练针法

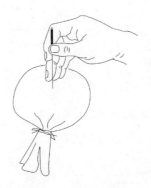

图1-2　棉球练针法

（3）自身练针法 通过纸垫、棉球等物体练针,具有一定的指力和手法基础后,可以在自己身上进行试针练习。要求自身练针时能逐渐做到进针无痛或微痛,仔细体会指力与进针、手法与得气的关系。自身练习针刺时,多选用四肢部腧穴操作练习,如曲池、三阴交。

（4）相互练针法 在自身练习比较成熟的基础上,模拟临床实践,两人进行试针练习。按照规范操作方法,相互交替对练,练习内容与"自身练针法"相同。通过相互试针练习,不断提高毫针刺法的基本技能,以便在临床实际操作时做到心中有数。

二、日常指力训练

日常生活中,可以随时进行指力的练习,如拿捏书本、手提东西等均可有意用示指和拇指完成,可以左、右手交替练习,以便在特殊情况下,左、右手均可熟练针刺。

第二节 识禁与防晕

一、识禁

识禁体现在三方面:一是识别禁刺的人群,二是熟悉禁刺穴位,三是掌握特殊部位穴位的针刺方法。《素问·刺禁论》曰:"无刺大醉,令人气乱。无刺大怒,令人气逆。无刺大劳人,无刺新饱人,无刺大饥人,无刺大渴人,无刺大惊人。"因此,醉、怒、劳、饱、饥、渴、惊,当为禁刺之列。此外还应注意以下几方面。

（1）妇女怀孕者,腹部腧穴不宜针刺。

（2）小儿囟门未合时,头部囟门附近的腧穴不宜针刺。

（3）对胸、胁、腰、背脏腑所居之处的腧穴,不宜直刺、深刺。

（4）针刺眼区和项部的风府、哑门等穴时,要注意掌握一定的角度,不宜大幅度地提插、捻转和长时间留针。

（5）对尿潴留等病的患者,在针刺小腹部的腧穴时,也应掌握适当的针刺方向、角度、深度等,以免误伤膀胱等器官而发生意外事故。

二、防晕

防止晕针体现在三方面:①患者在针刺前应休息好,调整好状态,食用完早餐或午餐。②医者应对初次进行针刺或恐惧针刺的患者进行心理疏导,缓解其紧张的精神状态;进针时手法宜轻柔舒缓,对身体虚弱的患者针刺手法不宜过强。③针刺时患者的体位尽量选用卧位。

第三节 辨经与审症

一、辨经

《灵枢·小针解》曰:"未睹其疾者,先知邪正何经之疾也。恶知其原者,先知何经之病所取之处也。"《灵枢·本输》曰:"凡刺之道,必通十二经络之所终始。"《灵枢·卫气》曰:"能别阴阳十二经者,知病之所生;候虚实之所在,能得病之高下。"可见,经络在针灸治疗疾病中的重要性。在针刺运用中,诊断过程辨别病症属经属络,属何经何络;论治过程选取相应经络,针刺所选经络的穴位。

二、审症

症,即症状和体征,是机体发病而表现出来的异常状态。同一个症状,可由不同的致病因素引起,病理机制也不尽相同。因此,"辨症求因""审症求因"直接关系到针灸的治法和疗效,根据疾病临床表现,推断病因病机,确定对症治法,灵活运用"同病异治""异病同治"等法则,如头痛医头,头痛医脚。

第四节 选 穴

明代汪机在《针灸问对》中说:"经络不可不知,孔穴不可不识。不知经络无以知气血往来,不知孔穴无以知邪气所在。知而用,用而的,病乃可安。"指出了经络与穴位的关系及其重要性。由此可见,经络对于选穴是非常重要的。

一、选穴原则

(1)近部选穴 在病症部位就近选穴,体现了"腧穴所在,主治所在"的治疗规律。近部选穴适用于所有病症。

(2)远部选穴 在距离病痛处较远的部位选穴,体现了"经脉所过,主治所及"的治疗规律。远部选穴尤其适用于四肢肘膝关节以下选穴,用于治疗头面、躯干、脏腑疾病。

（3）辨证选穴 根据疾病证候特点，进行辨证分析，分析病因病机，将疾病归属于某脏腑或者经络，然后按经选穴。

（4）对症选穴 根据疾病的特殊症状选穴，也称经验选穴。如面瘫取牵正。

二、配穴方法

（1）按部配穴 上下配穴、前后配穴、左右配穴。

（2）按经配穴 本经配穴、表里经配穴、同名经配穴、子母经配穴、交会经配穴。

（3）三部配穴 即病症局部穴＋邻近穴＋远端穴。本配穴方法是按部和按经配穴的综合应用。根据病症特点在病症局部选穴，根据病症局部特点在病位邻近选穴，根据经脉理论在四肢选穴。

第五节 择 针

近年来，在针灸临床中，针具的选择多集中在"九针"之一的毫针上，而忽视了其他针具的选择，故在此描述择针，以提醒部分针灸医师可根据病症不同选择相应的针具。

《灵枢·官针》曰："九针之宜，各有所为，长短大小，各有所施也。不得其用，病弗能移。……病小针大，气泻太甚，疾必为害。病大针小，气不得泻，亦复为败。"《灵枢·九针十二原》曰："针各有所宜，各不同形，各任其所，为刺之要。"故用针之道，必识针之所宜，择适宜之针，治适宜之疾。临床中，可根据不同病症、不同人群，选择不同的针具，如不同规格的毫针、三棱针、梅花针等。对针具的检查，也是选择针具过程中应重视的，《标幽赋》曰："且夫先令针耀而虑针损……"强调的是针刺前要检查针具是否洁净，是否有残损。

第六节　进　针

一、体位、消毒

以便于腧穴定位,针灸施术操作,持久留针和防止晕针、滞针、弯针为原则,选择适当的体位。临床常用的体位:①仰卧位;②俯卧位;③侧卧位;④仰靠坐位;⑤俯伏坐位;⑥侧伏坐位。操作时应对医者的双手、针具、患者施术部位和治疗室进行消毒。

二、刺手、押手

《难经·七十八难》曰:"知为针者信其左,不知为针者信其右。"《标幽赋》曰:"左手重而多按,欲令气散;右手轻而徐入,不痛之因。"针刺时,重视左手,注意双手操作,紧密配合。一般用右手持针操作,称为刺手;左手按压所刺部位或辅助针身,称为押手。左手切按穴位,有利于减轻疼痛;切按穴位经络,有助于气至病所。(表1-1)

表1-1　刺手、押手的应用区别

手	作用
刺手	进针、行针、出针
押手	固定穴位,辅助针身,爪切按压所刺部位,促进得气,减少刺痛

三、背目藏针

《标幽赋》曰:"空心恐怯,直立侧而多晕;背目沉掐,坐卧平而没昏。""背目沉掐"的沉掐,指的是押手重掐穴位,转移患者注意力;背目,强调医者针刺时尽可能藏针,不要让患者看见针刺的针。背目藏针,可减轻针刺时由于紧张增加的疼痛,又可防止晕针。

四、持针方法

《灵枢·九针十二原》曰:"持针之道,坚者为宝。正指直刺,无针左右。"持针的姿势,状如执持毛笔,故称执毛笔式持针法。根据用指的多少分为二指持针法、三指持针法、四指持针法、五指持针法。

五、进针方法

针刺过程中,做到双手密切配合进针,方能最大限度实现"气至病所""效如桴鼓"的目的。不同进针方法的比较见表1-2。

表1-2　不同进针方法的比较

进针法		适用范围
单手进针法	插入法	短针、长针
	捻入法	短针
双手进针法	指切进针法	短针
	夹持进针法	长针
	舒张进针法	皮肤松弛部位
	提捏进针法	皮肉浅薄处

六、进针先后

针刺的一般顺序:先刺上,后刺下;先刺手,后刺足;先刺无痛之穴,后刺剧痛之穴等,临床上应根据具体情况,灵活运用。

七、角度、深度、方向

《素问·刺要论篇》曰:"病有浮沉,刺有浅深,各至其理,无过其道。过之则内伤,不及则生外壅,壅则邪从之。浅深不得,反为大贼,内动五脏,后生大病。"《难经·七十难》曰:"春夏者,阳气在上,人气亦在上,故当浅取之;秋冬者,阳气在下,人气亦在下,故当深取之。"针刺浅深的依据:经络有浮沉,营卫有浅深,因人、因病、因部位确定针刺深浅。(表1-3)

表1-3　人体不同部位腧穴的针刺角度与深度

部位	角度	深度(寸)
头面部	平刺或直刺	0.1~1.0
颈项部	斜刺或直刺	0.2~1.5
胸胁部	平刺或斜刺	0.5~0.8

续表 1-3

部位	角度	深度(寸)
背部	平刺或斜刺	0.5~1.5
腹部	直刺	0.5~1.5
腰部	直刺或斜刺	0.5~1.5
四肢部	直刺或斜刺	0.5~3.0

针刺角度与深度的关系密切。一般来说,深刺多为直刺,浅刺多为斜刺、平刺,根据腧穴部位灵活应用。对天突、风府、哑门等穴以及眼部、胸背部和重要脏器部位的腧穴,应注意掌握好针刺角度和深度。针刺方向一般根据经脉循行方向、穴位部位而定,针刺方向和针刺角度密切相关,有时为了有更好的临床疗效,实现"气至病所",可使针尖向着病症部位。(表 1-4)

表 1-4　进针角度、方向、深度的比较

进针	具体操作
角度	直刺(90°)、斜刺(45°)、平刺(15°)
方向	根据腧穴局部组织决定,可选择针尖刺向病症部位
深度	根据年龄、体质、病情、部位灵活应用

第七节　行　针

为了使患者产生针刺感应,或进一步调整针感强弱,以及针感向某一部位传导和扩散所采取的操作方法,称为行针,又称运针。行针分为基本手法和辅助手法。(表 1-5)

表 1-5　不同行针方法比较

行针手法		具体操作
基本手法	提插法	均匀上提下插
	捻转法	前后来回旋转,角度为 180°左右

续表 1-5

行针手法		具体操作
辅助手法	循法	用手指顺着经脉的循行径路,在腧穴的上下部轻柔地循按
	弹法	手指轻弹针尾或针柄,使针体微微振动
	刮法	以拇指或示指指腹抵住针尾,用示指或中指指甲由下而上或由上而下频频刮动针柄
	摇法	手持针柄,直立针身而摇,卧倒针身而摇
	飞法	用右手拇、示指执持针柄,细细捻搓数次,然后张开两指,一捻一放,反复数次,状如飞鸟展翅
	震颤法	右手持针柄,用小幅度、快频率的提插、捻转手法,使针身轻微震颤

第八节　补　泻

《灵枢·九针十二原》曰:"凡用针者,虚则实之,满则泻之,宛陈则除之,邪盛则虚之。"《灵枢·经脉》曰:"为此诸病,盛则泻之,虚则补之,热则疾之,寒则留之,陷下则灸之,不盛不虚,以经取之。"《难经·七十六难》曰:"当补之时,从卫取气;当泻之时,从营置气。"

关于平补平泻,《神应经》曰:"其余诸疾,只宜平补平泻。须先泻后补,谓之先泻其邪,后补真气,此乃先师不传之秘诀也。"《针灸大成》云:"有平补平泻,谓其阴阳不平而后平也。阳下之曰补,阴上之曰泻,但得内外之气调则已。"

补泻手法,在针刺疗效中起着至关重要的作用。补法,是指能够使机体虚弱的功能状态恢复正常生理状态的针刺方法;泻法,是指能够使机体亢盛的功能状态恢复正常生理状态的针刺方法。针刺的补泻手法,均在针下得气后进行,主要包括以下几种。(表 1-6)

表 1-6　不同补泻方法比较

补泻手法		具体操作
基本补泻	捻转补泻	拇指向后、向右用力为主,为泻法,反之为补法
	提插补泻	先深后浅、轻插重提、上用力为主,为泻法,反之为补法

补泻手法		具体操作
其他 补泻	迎随补泻	针尖迎着经脉循行方向,为泻法,反之为补法
	徐疾补泻	速进徐出,为泻法,反之为补法
	呼吸补泻	呼(出)气时出针,为泻法(出出为泻),反之为补法
	开阖补泻	出针时摇大针孔而不按压针孔,为泻法,反之为补法
	平补平泻	均匀提插、捻转

【速记】其他补泻:迎随疾徐呼和平;呼吸补泻的泻法记忆:出出为泻。

第九节 留 针

一般病症只要针下得气而实施适当的补泻手法后,即可出针(快速进针、快速行针、快速出针)或留针 15～30 分钟。有些顽固性疾病,可根据针刺穴位的部位,适当延长留针时间,有时留针可达数小时,以增强、巩固疗效。

一、静留针

《素问·离合真邪论》曰:"呼尽内针,静以久留,以气至为故,如待所贵,不知日暮。"这种"静以久留"的针法,手法轻,留针期间不行针,不用电针,刺激较轻,称为静留针。静留针适用于不宜较强刺激,如面瘫初期、面肌痉挛等病症,以及慢性病、虚证、寒证患者。

二、动留针

留针期间,结合多次间歇行针,或配合电针,或配合躯体部位主动、被动运动的方法(运动针法),称为动留针。动留针法,近年来应用广泛,如电针、运动针法已被应用于急性腰扭伤、落枕等。

第十节 出 针

一、出针方法

《金针赋》曰:"出针贵缓,太急伤气。""直候微松,方可出针豆许。"出针方法一般以左手拇、示二指持干棉球按压针刺部位,右手持针做轻微的小幅度捻转,并随势将针缓慢提至皮下(不可用力过猛),静留片刻,然后拔出。出针后,用干棉球轻压针孔片刻,以防止出血或针孔疼痛。

二、补泻

出针也有补泻,缓慢出针,摇大而不按针孔,为出针泻法;疾速出针,直出而紧按针孔,为出针补法。

三、三防

出针后要做好针后"三防":①防止漏针。近年来,拔针漏针引起的医疗事故较多,故在多穴、多针应用时,应严谨细心,做到"人走针留"。②防止出血和血肿。在刚出针后嘱咐患者休息片刻,及时观察针孔有无出血或血肿。③防止晕针。出针后令患者不急于离开或活动,稍微休息片刻,待气血稳定后再离开。

第十一节　时效与量效

针灸穴位可对机体产生一系列的生理效应和临床作用。然而,这些效应和作用却受诸多因素影响,熟练掌握这些因素,有利于提高针灸疗效。一个高明的针灸医生,除了熟练应用中医基础理论和辨证论治法外,还应熟悉腧穴的特异性、得气、心理因素及针灸的时效和量效。

针灸的时效和量效,是在传统针灸子午流注针法和各种刺灸手法量化的基础上,结合时间生物学和针灸手法量学发展起来的。针灸时效是指时间因素对针灸效应的影响以及针灸效应产生的时间规律;针灸量效是指针灸刺激量与其所引起的效应的关系。二者不能截然分开,针刺时机、留针时长、间隔时间都是决定针刺刺激量的因素。

一、时效

古人在论述针刺时以"得气"为标志,但临床实践证明,仅仅以"得气"作为一次有效的治疗量是不够的,必须注意得气的持续时间,如针刺时效。针灸刺激穴位时间长短是影响针灸时效的一个重要因素,包括每次的施术时间、间隔时间、疗程时间。临床中根据不同病情选择最佳针刺时间、留针时间及每日、每周次数和疗程长短。一般留针时间为 30 分钟左右。另外，需根据四时、患者体质、病情与病程、禁忌穴位选择最佳留针时间，如《灵枢·四时气》曰："冬取井荥，必深以留之。"间隔时间和针刺次数根据不同病症而定，其基本原则：急性病、实热性病需要缩短间隔时间，增加针灸次数，如发热、急性疼痛等，可每日 1~3 次；对于慢性病症，可 1~2 日 1 次或每周 2~3 次。

二、量效

针灸临床中，在辨证准确、选穴精良的情况下，针刺手法成为疗效的关键因素，而不论何种针刺手法，都与刺激量密切相关。针灸的刺激量对疗效的产生起着至关重要的作用，不论何种刺激，其有效的刺激量要引起脏腑器官的反应，必须在刺激强度、刺激时间和刺激强度对时间的变化率上达到某个最小值。从针灸刺激量看，针刺深度、运针频率、留针时间、针刺次数、间隔时间及艾灸壮数都是构成针灸治疗量效的因素。

第十二节　治神、守神与得气

治神与守神，包括对医者与患者两方面精神状态的调摄，是针刺得气和治疗的前提与根本，贯穿于整个针刺过程，并影响针刺疗效。

一、治神

治神是要求医者在针刺治疗过程中，掌握和重视患者的精神状态和机体变化。《素问·宝命全形论篇》说："凡刺之真，必先治神。"《灵枢·本神》中也说："凡刺之法，先必本于神。"这些均强调医者在针刺时要了解患者的精神状态和思想情绪，及时调整方法，促使气至，达到最佳治疗效果。

二、守神

守神是要求医者在针刺治疗过程中，精神集中，全神贯注，专心致志地体会针下感觉和患者反应。《灵枢·九针十二原》曰："粗守形，上守神。……神在秋毫，属意病者。"针刺时，医者需做到"必在悬阳，及与两卫"，做到"目无外视，手如握虎；心无内慕，如待贵人"（《标幽赋》）。

三、得气

得气，古称"气至"，今又称"针感"，指毫针刺入腧穴一定深度后，运用提插、捻转等行针手法,使针刺部位获得经气感应。针刺得气时的表现:患者针感部位有酸、麻、重、胀等感觉,或沿着一定方向和部位传导、扩散的现象;医者的刺手下能体会到针下沉紧、涩滞等反应。若未得气,患者无上述特殊感觉或反应,医者刺手感觉到针下空松、虚滑。正如《标幽赋》所说:"轻滑慢而未来,沉涩紧而已至……气之至也,如鱼吞钩饵之沉浮;气未至也,如闲处幽堂之深邃。"这可以说是对得气与否的最形象的描述。得气,是针刺产生疗效的关键,是判定正确定穴与否、患者经气盛衰、病候预后的依据,是实施行针手法、产生针刺治疗效应的前提。

第十三节　异　常

一、晕针

晕针的原因:患者体质虚弱,精神紧张,疲劳,饥饿,大汗、大泻、大出血之后,体位不当,或医者在针刺时手法过重等。

晕针的表现:患者突然出现精神疲倦,头晕目眩,面色苍白,恶心欲吐,多汗,心慌,四肢发冷,血压下降,脉象沉细;或神志昏迷,扑倒在地,唇甲青紫,脉微细欲绝。

处理方法:①立即停止针刺,将针全部取出;②使患者平卧,注意保暖;③轻者仰卧片刻,饮用温开水或糖水,重者在上述处理基础上,可针刺人中、素髎、内关;④若仍不省人事,呼吸细微,脉细弱者,可考虑配合其他治疗或采用急救措施。

二、滞针

滞针的原因:患者精神紧张,当针刺入腧穴后,患者局部肌肉强烈收缩;行针手法不当,向单一方向捻针太过,以致肌肉组织缠绕针体而成滞针;留针时间过长。

滞针的表现:针在体内,捻转不动,提插、出针均感困难,若勉强捻转、提插时,则患者痛不可忍。

处理方法:①若患者精神紧张,局部肌肉过度收缩时,可稍延长留针时间,于滞针腧穴附近进行循按或叩弹针柄,或在附近再刺一针,以宣散气血,缓解肌肉紧张状况;②若行针不当,单向捻针而致者,可向相反方向将针捻回,并用刮柄、弹法,使缠绕的肌纤维回释,即可消除滞针。

三、弯针

弯针的原因:针刺时用力过猛、过速,以致针尖碰到坚硬组织器官;患者在针刺或留针时移动体位;针柄受到某种外力压迫、碰击等。

弯针的表现:针柄改变了进针或刺入留针时的方向和角度,提插、捻转及出针均感困难,患者感到疼痛。

处理方法:①若弯曲角度过大时,应顺着弯曲方向将针起出;②若由于患者移动体位所致,应使患者慢慢恢复原来体位,待局部肌肉放松后,再将针缓缓起出。

四、血肿

血肿的原因:针尖弯曲带钩,使皮肉受损,或刺伤血管所致。

血肿的表现:出针后,针刺部位肿胀疼痛,继则皮肤呈现紫色。

处理方法:①若微量的皮下出血而局部小块青紫时,一般不需处理,可自行消退;②若局部肿胀疼痛较剧,青紫面积大而且影响到活动功能时,可先冷敷止血后再热敷,或在局部轻轻揉按,以促使局部瘀血消散吸收。

第二章　古典刺法

第一节　《黄帝内经》论刺法

《灵枢·官针》篇记载的各种刺法,主要讨论了九针的治疗,其中"五刺"是针对五脏有关病变提出的,还有以九针应九变的"九刺",另根据病变的深浅、大小等不同,提出刺浅、刺深和发针多少,以及运用不同的针刺角度,以适应十二经的各种病症的"十二刺"。

一、五刺

《灵枢·官针》曰:"凡刺有五,以应五脏。"这是从五脏应合五体(筋、脉、肉、皮、骨)的关系分成的五种刺法,故又名五脏刺。(表2-1)

表2-1　五刺比较

名称	方法	内应五脏
关刺	直刺筋上,慎无出血	肝(主筋)
豹文刺	散刺多针,中脉出血	心(主血脉)
合谷刺	刺分肉间,多向斜刺	脾(主肌肉)
半刺	浅刺疾出,以取皮气	肺(主皮毛)
输刺	直入直出,深刺至骨	肾(主骨)

【速记】"关豹合半输(关豹河畔睡)",对应五脏——肝、心、脾、肺、肾,对应五体——筋、脉、肉、皮、骨。

二、九刺

《灵枢·官针》说:"凡刺有九,以应九变。"所谓变者,是指不同性质的病变,故九刺的主要内容就是讨论九类不同性质的病变,应用九种不同的刺法。(表2-2)

表2-2　九刺比较

名称	方法	
经刺	刺大经之结络经分	刺大经
络刺	刺小络之血脉	刺血络
毛刺	刺浮痹皮肤	刺皮肤
分刺	刺分肉之间	刺肌肉
大写刺	刺大脓,以铍针	泻脓、泻水
输刺	刺诸经荥输、脏输	取荥穴、输穴、背俞穴
远道刺	病在上,取之下	上病下取,刺府输
巨刺	左取右,右取左	左右交叉取穴
焠刺	刺燔针取痹	烧针后刺,随痛处取穴

【速记】经络毛分大写刺,输远巨刺找焠刺。

三、十二刺

《灵枢·官针》曰:"凡刺有十二节,以应十二经。""节"是节要的意思。由于刺法有十二节要,故能应合于十二经的病症,又称"十二节刺"。(表2-3)

表2-3　十二刺比较

名称	方法	主治
直针刺	沿皮刺(捏起皮肤乃刺入)	寒痹之浅者
浮刺	肌肉斜刺	肌肤急而寒
输刺	直入深处(从阴引阳慢退针)	气盛而热者
短刺	近骨刺	骨痹
傍针刺	两针同用(正入一针,傍入一针)	留痹久居者
齐刺	三针同用(正入一针,傍入二针)	寒痹小深者
扬刺	五针同用(正入一针,傍入四针)	寒痹广大者
偶刺	前后配刺(一刺前,一刺后)	心痹
阴刺	左右同刺(左右并刺)	寒厥

续表 2 - 3

名称	方法	主治
赞刺	多针浅刺出血	痈肿
恢刺	多向刺,活动关节(刺筋傍,以恢筋急)	筋痹
报刺	刺而再刺(据患者所报之处再刺)	痛无常处

【速记】直浮输短傍齐扬,偶刺阴刺赞恢报。

五刺、九刺、十二刺中关于"输刺"的比较见表 2 - 4,《黄帝内经》中刺法的归类见表 2 - 5。

表 2 - 4 五刺、九刺、十二刺中关于"输刺"的比较

输刺	操作方法	使用范围	适应证
五刺	直入直出,深刺至骨	组织病症	骨痹
九刺	刺诸经荥输、脏输	配穴方法	五脏病
十二刺	直入直出,深刺缓退	疾病性质	热病

表 2 - 5 《黄帝内经》刺法归类

刺法	操作方法	五刺/九刺/十二刺
浅深刺	刺皮肤、皮下	半刺、毛刺、直针刺
	刺络	豹文刺、络刺、赞刺
	刺肌肉	合谷刺、分刺、浮刺
	刺筋	关刺、恢刺
	刺骨	输刺(五刺)、短刺
多向刺	合谷刺、恢刺	
多针刺	傍针刺、齐刺、扬刺	
选穴类	输刺(九刺)、远道刺、巨刺、偶刺、阴刺	
放血排脓刺	豹纹刺、络刺、大写刺、赞刺	

第二节　《难经》论刺法

一、荣卫补泻

《难经·七十六难》说:"当补之时,从卫取气;当泻之时,从荣置气……荣卫通行,此其要也。"卫为阳,行于体表,荣血为阴,在里,行于经脉之中。补应取卫阳之气,泻应弃置荣血属阴之物。

如何用针呢?《难经·七十八难》说:"得气,因推而内之,是谓补;动而伸之,是谓泻。"就是说,补法是进针得气后,将针推进下插,引卫分阳气深入以纳之;泻法是进针到深层得气后,将针动而上提,引荣血从阴分向外散之。《难经》所说的"推而内之""动而伸之"分别是以按为主和以提为主的补泻针法。后世针灸家以《金针赋》为代表,进而演变为:补法,先浅后深,紧按慢提;泻法,用先深后浅,紧提慢按。《针灸大成》曰:"阳下之日补,阴上之日泻。"可以说是"从卫取气""从荣置气"最简洁的概括。

二、针刺深浅

(1)依荣卫分深浅　人体营卫之气的运行,卫气行于皮肤,先充络脉,散布在浅表;营气行于经脉,处于深里。因此,《难经》主张刺卫者宜浅,刺营者宜深。《难经·七十一难》说:"针阳者,卧针而刺之;刺阴者,先以左手摄按所针荣俞之处,气散乃内针。是谓刺荣无伤卫,刺卫无伤荣也。"

针刺卫阳部分,只宜浅刺,用沿皮横刺,以免伤及深层营气。当针刺营阴时,要求不能损伤在表的卫阳之气,就采用先用左手按压穴位,使浅层的卫气散开,然后针刺。当浅反深,则诛伐太过而损及于营;当深反浅,则未及于营而反伤于卫,均是错误的做法。

(2)依四时分深浅　《难经·七十难》认为:"春夏者,阳气在上,人气亦在上,故当浅取之;秋冬者,阳气在下,人气亦在下,故当深取之。"人的气血活动与季节有关。春、夏季,自然界的阳气向上,人体的阳气也趋向体表,故针刺宜浅;秋、冬季,自然界的阳气向下,人体的阳气也趋向深层,故针刺宜深,即春夏浅刺、秋冬深刺。

"春夏温,必致一阴者,初下针,沉之至肾肝之部,得气,引持之,阴也;秋冬寒,必致一阳者,初内针,浅而浮之至心肺之部,得气,推内之,阳也。是谓春夏必致一阴,秋冬必致一阳。"意指春夏宜从深层(肝肾部)引出阴气(一阴),秋冬则宜从浅层(心肺部)纳入阳气(一阳)。

(3)依男女分深浅　《难经·七十八难》提到:"不得气,乃与男外女内。"就是说,假如针刺未能得气,男子可用浅刺法候气于卫分(外),女子可用深刺法候气于营分(内)。《难经集注》杨玄操注:"卫为阳,阳为外,故云男为外;荣为阴,阴为内,故云女内也。"从人体生理角度来看,与男性比较,女性皮下脂肪相对要丰厚一些,故针刺得气的深度自然要深一些,临床中需按人体实际情况而定。

三、四时针刺

《难经·七十四难》有言:"春刺井者,邪在肝;夏刺荥者,邪在心;季夏刺俞者,邪在脾;秋刺经者,邪在肺;冬刺合者,邪在肾……四时有数,而并系于春夏秋冬者也。针之要妙,在于秋毫者也。"其将五输穴分四时而刺,是与五输本身的特性有关。《难经·六十五难》说:"然,所出为井,井者东方春也,万物始生……合者北方冬也……"这种将五输穴分四时而刺的主张,与《黄帝内经》有关内容有区别,对后世的影响很大。《灵枢·四时气》曰:"春取经、血脉、分肉之间,甚者深刺之,间者(病轻)浅刺之;夏取盛经(阳经)、孙络,取分肉,绝皮肤(透过皮肤浅刺);秋取经俞,邪在府,取之合;冬取井荥,必深以留之。"

第三节　《金针赋》论刺法

《金针赋》是一篇专论针法的著作,为明代初期针灸学家徐凤所撰,刊载于《针灸大全》。《金针赋》分为九节,内容以针刺手法为主,在《医学入门》《针灸问对》《针灸大成》等书有所论述。今人所称综合补泻手法大多来源于《金针赋》,有关针法的主要内容包括下针十四法、飞经走气四法和治病八法。

一、下针十四法

对于下针基本手法,《金针赋》总结为:"是故爪而切之,下针之法;摇而退之,出针之法;动而进之,催针之法;循而摄之,行气之法。搓则去病,弹则补虚。肚腹盘旋,扪为穴闭。沉重豆许曰按,轻浮豆许曰提。一十四法,针要所备。"

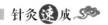

二、飞经走气四法

飞经走气四法包括青龙摆尾、白虎摇头、苍龟探穴、赤凤迎源四法,简称"龙虎龟凤",均为催气手法,有疏通经络、催运气血、通关过节的作用,以促使针感通过关节而达病所,能治疗经络郁闭、气血不通之证。(表2-6)

表2-6 飞经走气四法比较

分类	操作方法
青龙摆尾	针尖朝向病所刺入,得气后将针提至浅层,再将针柄缓缓摆动,如摆动船舵
白虎摇头	将针刺入深层,得气后用手指拨动针体使之左右摇动,如同摇铃,边摇边提针
苍龟探穴	将针刺入深层,得气后退至浅层,然后更换针尖方向,向前、后、左、右多向透刺,并由浅、中、深层逐渐加深,如同龟入土四方钻探一样
赤凤迎源	将针刺入深层,得气后再上提至浅层,候针自摇(得气),再插入中层,然后用提插捻转,结合一捻一转,如同赤凤展翅一样

三、治病八法

《金针赋》描述了烧山火、透天凉、阳中隐阴、阴中隐阳、子午捣白、龙虎交战、进气、留气、抽添八种复式手法,称为治病八法,成为后世补泻手法中的主要内容。对于这些手法的具体操作方法,书中也规范化出一定的次数,即以九或六作为基数,一般补法用九阳数,泻法用六阴数。(表2-7)

表2-7 治病八法比较

分类	操作方法
烧山火	先浅后深:先进针至腧穴应刺深度的上1/3(天部),得气后行紧按慢提补法9次;再将针进入至中1/3(人部),得气后行紧按慢提补法9次;最后将针进至下1/3(地部),得气后行紧按慢提补法9次。如此反复数次,直至患者感觉局部或全身出现热感,出针紧按针孔,此法适用于虚寒之证
透天凉	先深后浅:先进针至腧穴应刺深度的下1/3(地部),得气后行紧提慢按泻法6次;再将针外出至中1/3(人部),得气后行紧提慢按泻法6次;最后将针提至上1/3(天部),得气后行紧提慢按泻法6次。如此反复数次,直至患者感觉局部或全身出现凉感,缓慢出针不按针孔,此法适用于肌热骨蒸等热证

续表 2-7

分类	操作方法
阳中隐阴	先补后泻:先浅刺入腧穴应刺深度的上 1/3(5 分),得气后行补法,紧按慢提 9 次,患者感觉微热后,深刺进至下 2/3(1 寸),得气后行泻法,紧提慢按 6 次。用于治疗先寒后热证及虚中夹实证
阴中隐阳	先泻后补:先深刺至腧穴应刺深度的下 2/3(1 寸),得气后行泻法,紧提慢按 6 次,患者感觉微凉后,退至上 1/3(5 分),得气后行补法,紧按慢提 9 次。用于治疗先热后寒证及实中夹虚证
子午捣臼	子午意指左右捻转,捣臼意指上下提插。得气后配合左右捻转,先行紧按慢提 9 次,再行紧提慢按 6 次,然后出针。此法导引阴阳之气,补泻兼施,又有消肿利水的作用,可用于治疗水肿、气胀等症
龙虎交战	通过左右反复交替捻转以镇痛。龙,指左转,虎,指右转,左转、右转两种方法反复交替进行称"交战"
进气	先刺入深层(9 分),得气后行补法,如紧按慢提 9 次,然后将针卧倒,针尖向心,至产生针感上行,用于治疗阳虚寒凝所致的疼痛性疾病
留气	先刺入中层(7 分),得气后行补法,如紧按慢提 9 次,然后将针直插至深层,再提针回原处,使气留针下以消积聚,具有温经行气活血的作用
抽添	抽,指上提;添,指按纳。进针后,先行提插或捻转 9 次以促使得气,再向周围做多向提插,然后再向深部直刺按纳,可治疗瘫痪、麻痹等顽固性疾病

【速记】阳中隐阴:浅补九,紧慢提,深泻六,紧提慢,寒热虚。

阴中隐阳:深泻六,紧提慢,浅补九,紧慢提,热寒虚。

第四节　《针灸大成》论刺法

明代针灸学家杨继洲在《卫生针灸玄机秘要》一书的基础上,后经扩充辑集为《针灸大成》十卷。书中引载各家针法,内容甚为丰富,除《黄帝内经》《难经》《金针赋》外,还介绍了《神应经》、南丰李(梴)氏、四明高(武)氏、三衢杨(继洲)氏诸家之法。其中,关于杨氏针法的内容尤为详备,现简述于下。

一、十二字手法和下手八法

《针灸大成·三衢杨氏补泻》曰:"针法玄机口诀多,手法虽多亦不过:切穴持针温口内,进针循摄退针搓,指捻泻气针留豆,摇令穴大拔如梭。"杨氏将针法的基本操作步骤总结归纳为十二种(十二字分次第手法),即爪切、指持、口温、进针、指循、爪摄、针退、指搓、指捻、指留、针摇、指拔。同时又把进针时的一些基本操作归纳为"下手八法",即揣、爪、搓、弹、摇、扪、循、捻八种。

二、补针与泻针要法

补针与泻针要法的比较见表2-8。

表2-8 补针与泻针要法的比较

分类	操作方法
进退法	补法分三部而进,是徐进的方法,分别在浅层、中层、深层施行手法;泻法分三部而退,是徐退的方法,分别在深层、中层、浅层施行手法
呼吸法	补法随呼气而推进,泻法随吸气而退回
撚撅法	"撚"为捻转,"撅"为提插。撚法,可用左右捻转;撅法,补可用紧按慢提,泻可用紧提慢按
担截法	担截法为提法和按法。右手提引谓之担,左手推按谓之截
阴阳数生成数	"河图"中将一、二、三、四、五称为"生数",将六、七、八、九、十称为"成数"。补用九阳数或"生数",泻用六阴数或"成数"

三、补泻手法

补泻手法的比较见表2-9。

表2-9 补泻手法的比较

分类	操作方法
进火法	进针后,结合患者的呼吸先退后进,动摇针尖而进之,促使温热感的产生,属热补法
进水法	进针后,结合患者的呼吸先进后退,动摇针柄而退之,以促使凉感的产生,属凉泻法

分　类	操作方法
子午补泻	左转为顺转,从子转向午;右转为逆转,从午转向子,为左右捻转补泻
龙虎升降	先将针用右手拇指向前捻入穴内,再用左手拇指向前捻针,得气后左右转动针体,并下按上提(升降),为行气之法

四、透穴针法

　　金元时期的针灸家提出"一针两穴"的透穴针法,即采用不同的方向、角度和深度以同一针作用于两个穴位来增加针刺的强度。有四肢内外侧或前后侧相对穴位的"直透",各部上下方或前后方邻近穴位之间的"横透",以及一穴透刺多穴的"多向透"等。杨氏所述许多实例,如风池透风府治偏正头风;印堂透左、右攒竹治小儿惊风;地仓透颊车或颊车透地仓治口眼㖞斜;膝关透膝眼治膝肿痛;昆仑透太溪治腿足红肿;列缺透太渊治风寒咳嗽等。采用透穴针法可扩大刺激面以增强针刺的强度,或使针刺感应易于扩散传导。

第三章 特殊部位刺法

第一节 头皮针疗法

一、头针穴名标准化国际方案

头皮针疗法又称头针疗法,是指采用毫针或其他针具刺激头部特定部位以治疗全身病症的一种方法,尤其对脑源性疾病效果显著。头针疗法是一种有别于传统腧穴定位、刺激方法特殊的治疗手段,其学术流派纷纷呈现,在国际针灸界颇有影响。国际头针是在 1984 年世界卫生组织西太地区针灸穴名标准化会议上制定并通过的,是在祖国经络理论的基础上,传统针灸杂合焦氏头针和朱氏头针而"发明"的。中国针灸学会依照"分区定经,经上选穴,结合传统穴位透刺方法"的原则,拟定了《头皮针穴名国际标准化方案》。2008 年再次颁布和实施了《针灸技术操作规范》以及《头针穴名国际标准化方案》。

国际标准化头针线共 25 条,分别位于额区、顶区、颞区、枕区的头皮部。头针疗法在临床中应用广泛,涉及内、外、妇、儿等各科,尤其对脑源性疾病治疗效果尤为明显。

1. 额区

额区四线分别为额中线、额旁 1 线、额旁 2 线、额旁 3 线。(表 3-1)

表 3-1 额区四线的定位与主治

额区四线	定位	主治
额中线	神庭向下针 1 寸	头痛、失眠等头面部疾病
额旁 1 线	眉冲向下针 1 寸	冠心病、气管炎等上焦病
额旁 2 线	头临泣向下针 1 寸	胃炎、胃溃疡等中焦病
额旁 3 线	头维内侧 0.75 寸处向下针 1 寸	遗精、尿频等下焦病

神庭、眉冲、头临泣、头维,均为前发迹直上0.5寸。神庭属督脉。眉冲别名小竹,攒竹(眉头)直上。头临泣,别名目临泣,瞳孔直上。头维,额角发际直上0.5寸,头正中线旁开4.5寸。额区四线进针点分别为神庭、眉冲、头临泣及头临泣与头维连线的中点向下各针1寸,即依次为额中线、额旁1线、额旁2线、额旁3线。其主治规律:一人平躺,头枕神庭,足放头维,正好对应头区、胸腔区、胃区、生殖区(头、上焦、中焦、下焦)。(图3-1)

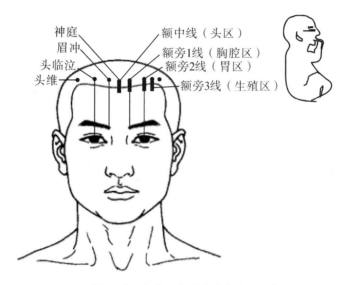

图3-1 额区四线的定位与主治

2. 顶区

顶区五线分别为顶中线、顶旁1线、顶旁2线、顶颞前斜线、顶颞后斜线。(表3-2)

表3-2 顶区五线的定位与主治

顶区五线	定位	主治
顶中线	前顶至百会	腰腿足病、皮质性多尿等
顶旁1线	承光至通天	腰、腿、足病症
顶旁2线	正营至承灵	肩、臂、手病症
顶颞前斜线	前顶至悬厘	肢体运动障碍(对侧)
顶颞后斜线	百会至曲鬓	肢体感觉障碍(对侧)

顶区三线定位,仅需记忆其进针点(A 点、B 点、C 点),然后向后平刺1.5寸。A 点为前顶(前发际正中直上3.5寸)。以百会与O 点(前发际中点处)连线的1/2处做横线,O 点与额角连线的1/2处、1/3处做竖线,交于C、B 两点。A、B、C 点分别为顶中线、顶旁1线、顶旁2线三线的进针点(向后针1.5寸),其主治分别为腰痛病、下肢病、上肢病。(图3-2)

头针顶区,顶颞前斜线(运动区)、顶颞后斜线(感觉区),其主治规律特点为倒置的"人"图形,即上1/5段治疗对侧下肢部,中2/5段治疗对侧上肢部,下2/5段治疗对侧头面部。(图3-3)

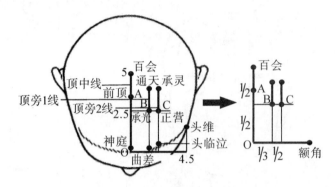

图3-2　顶区三线的定位规律

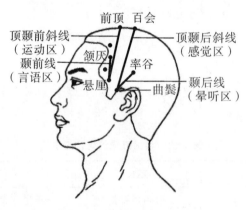

图3-3　颞区二线、顶区二线的定位与主治

3.颞区

颞区二线分别为颞前线、颞后线。(图3-3、表3-3)

表3-3　颞区二线的定位与主治

颞区二线	定位	主治
颞前线	颔厌至悬厘	偏头痛、失语（言语区）
颞后线	率谷至曲鬓	偏头痛、眩晕（晕听区）

率谷，耳尖直上入发际1.5寸。曲鬓，在头部，耳前鬓角发际后缘的垂线与耳尖水平线交点处。头维，额角发际直上0.5寸，头正中线旁开4.5寸。以头维与曲鬓弧形连线（其弧度与鬓发弧度相应），其上1/4与下3/4交点处为颔厌、上3/4与下1/4交点处为悬厘。在头侧部，由前向后依次为颞前线、顶颞前斜线、顶颞后斜线、颞后线，其治疗规律总结为"说话运动感觉就晕"，即颞前线（言语区）、顶颞前斜线（运动区）、顶颞后斜线（感觉区）、颞后线（晕听区）。

4.枕区

枕区三线分别为枕上正中线、枕上旁线、枕下旁线。（图3-4、表3-4）

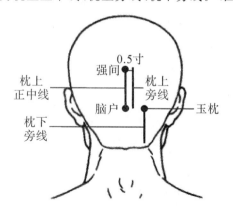

图3-4　枕区三线的定位

表3-4　枕区三线的定位与主治

枕区三线	定位	主治
枕上正中线	强间至脑户	眼病
枕上旁线	枕上正中线平行向外0.5寸	视力障碍（视区）
枕下旁线	玉枕向下针2寸	后头痛、小脑疾病引起的平衡障碍（小脑区）

强间,后发际直上4寸。脑户,枕外隆凸上缘凹陷中。玉枕,脑户旁开1.3寸,横平枕外隆凸上缘。

二、头针的操作技术

1.进针方法

用75％乙醇棉球在施术部位由中心向外环行擦拭后,针体与皮肤成15°～30°角,采用快速进针,当针尖达到帽状腱膜下层时,指下感到阻力减小,然后使针与头皮平行,根据不同穴线刺入不同深度。进针深度宜根据患者具体情况和处方要求决定,一般情况下,针刺入帽状腱膜下层后,使针体平卧,进针3 cm左右为宜。

2.行针方法

行针方法一般分为捻转、提插和弹拨针柄三种。捻转法,要求针体快速旋转,频率在200次/分左右,持续2～3分钟。提插法,指力应均匀一致,幅度不宜过大,反复操作,持续2～3分钟。弹拨针柄,在头针留针期间,可用手指弹拨针柄,用力宜适度,速度不应过快,一般可用于不宜过强刺激的患者。

3.留针方法

留针法分为静留针和动留针两种。

静留针是指在留针期间不再施行任何针刺手法,让针体安静而自然地留置在头皮内。一般情况下,头针留针时间宜在15～30分钟。如症状严重、病情复杂、病程较长者,可留针2小时以上。

动留针是指在留针期间重复施行相应手法,以加强刺激,在较短时间内获得即时疗效。一般情况下,在15～30分钟内,宜间歇行针2～3次,每次2分钟左右。

4.出针方法

出针时,先缓慢出针至皮下,然后迅速拔出,用消毒干棉球按压针孔,以防出血。

5.选穴原则

(1)交叉选穴法 单侧肢体病,一般选用病症对侧刺激区;双侧肢体病,同时选择双侧刺激区;内脏病症,选用双侧刺激区。

(2)对应选穴法 针刺不同疾病在大脑皮质的定位,选用定位对应的刺激区为主,并根据兼症选用其他有关刺激区配合治疗。

三、头针的多针刺法

多针刺法,是用两根或两根以上毫针同时刺激某一头穴或头针治疗线(区、带)的方法。常用的多针刺法有对刺、齐刺、扬刺、交叉刺、接力刺等。多针刺法也可灵活应用于体针的腧穴。

1. 对刺法

用 2 根毫针相向对刺同一治疗线,称为对刺法。对刺法有上下和前后对刺两种。

(1)上下对刺 一般用于额区。如针刺额中线时,一根针从神庭穴由上向下刺,另一根针从前额发际下 0.5 寸处由下向上刺。额旁 1 线、额旁 2 线、额旁 3 线上下对刺法,可按此法进行。

(2)前后对刺 一般用于顶区。如针刺顶中线时,一根针从前顶穴进针向百会穴透刺,另一根针从百会穴进针向前顶穴透刺。顶旁 1 线、顶旁 2 线,可按前后对刺法进行。针刺过程中,对刺法的两根针是相对刺入,并不要求它针尖相抵。

2. 交叉刺法

交叉刺法是临床最常用的多针刺法。它是根据《灵枢·官针》傍针刺法演化而来的。傍针刺法要求用两根针同时针刺某一穴,一针正刺,一针傍刺,呈交叉状。头针疗法的交叉刺法,则可用 2～4 根毫针呈交叉状同时刺入某一头穴或治疗线。如百会穴,可采用三针交叉刺法。一针由后向前刺入百会穴,另外两针分别由百会穴前 1 寸处,从左、右两旁刺入,三针针尖均透向百会。如此,三针呈倒"丫"形交叉,以加强对百会的刺激。

如顶中线和顶颞前斜线的针刺,可采用二针交叉刺法。一针由前顶向后透刺百会,另一针从前顶进针,沿顶颞前斜线向下透刺,此时二针在皮下交叉,为瘫痪常用刺法。

十字刺法,为交叉刺法中比较常用的方法。如头维穴可采用交叉刺法。头维穴位于额角发际,在临床上,可用两根针透刺该穴,第一针从上而下,第二针从前向后刺入。如此,这两根针呈"十"字形交叉,可用于治疗偏头痛、面瘫等。

3. 齐刺法

齐刺法,是用 3 根毫针并列集中刺激同一头穴(治疗线)的刺法。适用于额、顶、枕区,如额中线、顶中线、枕上正中线等。

如额中线,第一针从神庭穴进针,由上而下透刺 1 寸,第二、三针则分别从神庭向左、右旁开 5 分处进针,针尖稍斜向正中线(督脉),透刺 1 寸,可用于治疗神志病。

如顶中线,第一针从前顶穴进针,向百会穴透刺,第二、三针分别从前顶穴向左、右旁开 5 分处进针,斜向透刺至百会穴。

4.接力刺法

接力刺法,适用较长的头针治疗线,如顶颞前斜线、顶颞后斜线、额顶线、顶枕线等。其操作常用 3 根毫针(同等长度)分别从上述治疗线的起点、第一个等分点和第二个等分点处进针,沿线透刺。如此,这 3 根针犹如接力赛跑的接力棒,依次传递,故名"接力刺"。

如顶颞前斜线,可从前神聪和第一、二个等分点分别进针,沿线向下透刺,主要用于治疗瘫痪肢体运动功能障碍。

5.扬刺法

头针的扬刺法是根据体针变通而来的,常用于百会和四神聪。临床上,可从前神聪、后神聪、左神聪、右神聪分别向百会穴透刺,用于治疗小儿神经发育不全症、梅尼埃病发作期等。

6."井"字刺法

"井"字刺法可用于四神聪。临床上,可由前神聪向左神聪透刺、左神聪向后神聪透刺、后神聪向右神聪透刺、右神聪向前神聪透刺。四根毫针相互交叉,构成"井"字形状。

7.扇状刺法

临床上可在前额发际上 2 cm 处进针,由左向右依次向后刺入 5 针(进针点为双侧头维、双侧头临泣、神庭),每针之间距离相等,呈扇状排列。额区的 5 针为林学俭所倡用,适用于小儿脑瘫、颅脑外伤后遗症等。

第二节　眼针疗法

眼针,又称眼针疗法,是指采用毫针或其他针具刺激眼区特定部位,以诊断和治疗全身疾病的一种方法。本疗法主要建立在中医脏腑经络学说、五轮八廓学说、后汉华佗"看眼识病"和现代医学生物全息论的基础上,通过观察眼球结膜脉络形色变化以诊断疾病,运用针刺特定的眼周八区十三穴为治疗方法,具有操作简便、无痛苦、疗效高、见效快等特点。临床中,眼针疗法对中风偏瘫和各种急、慢性疼痛疗效较为显著。

一、刺激部位

眼针的刺激部位分为 8 区,共 13 个穴位。具体划分方法是眼平视,经瞳孔中心画十字交叉线并分别延伸过内、外眦及上、下眼眶,将眼廓分为 4 个象限。再将每一个象限 2 等分成 8 个象限,其 8 等分线即为代表 8 个方位的方位线。配以八卦定位,每个方位线各代表 1 个卦位。以左眼为标准,按上北、下南、左西、右东划分,首起乾卦于西北方,依次为正北方为坎,东北为艮,正东为震,东南为巽,正南为离,西南为坤,正西为兑。还可将乾、坎、艮、震、巽、离、坤、兑改用 1~8 八个阿拉伯数字代表。右眼的眼区划分,是以鼻为中心,将左眼的穴区水平对折而确定的。即左眼经穴区顺时针方向排列,右眼经穴区逆时针方向排列,体现"阳气左行,阴气右行"的原则。(图 3-5)

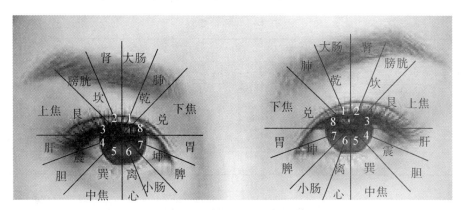

图 3-5 眼针的定位规律

将上述 8 个象限等分为 16 个象限,以方位线为中心,其相邻的两个象限即为 1 个眼穴区,共计 8 个眼穴区。每区对应一脏一腑,中心线前象限为脏区,后象限为腑区。按照八卦、脏腑的五行配属以及五行相生关系排列:乾属金,对应肺、大肠;坎为水,对应肾、膀胱;震属木,对应肝、胆;离属火,对应心、小肠;坤属土,对应脾、胃;艮为山,对应上焦;巽为风,对应中焦;兑为泽,对应下焦,总计 8 区 13 穴。

口诀：

乾一（金）肺大肠，坎二（水）肾膀胱，

艮三（山）属上焦，震四（木）肝胆藏，

巽五（风）中焦属，离六（火）心小肠，

坤七（土）脾和胃，兑八（泽）下焦乡。

眼针穴位的具体定位：距眼眶内缘外侧 2 mm 的眶缘上，长度为 1/16 弧长；或对应位置的眼眶内缘中心点上。

【速忆】眼针总图分三区，上外上内三八区。三上八下中焦五，顺逆四六七一二，对应肝心脾肺肾，其余半区相表里。

二、进针方法

进针分为眶外横刺法和框内直刺法两种，多采用眶外横刺法。

三、处方示例

眼针处方见表 3－5。

表 3－5　眼针处方

病名	处方	病名	处方
中风偏瘫	上焦、下焦区	头痛	上焦区
高血压	肝区（双侧）	三叉神经痛	上焦区
心律不齐	心区（双侧）	胃痉挛	中焦区
胸痛	上焦区、心区	膈肌痉挛	中焦区
面肌痉挛	上焦区、脾区	面神经麻痹	上焦区

第三节　腕踝针疗法

腕踝针疗法是在手腕或足踝部的相应进针点进行皮下针刺以治疗疾病的方法。其基本内容有体表分区、进针点及临床应用等。

一、体表分区

人体体表可划分为 6 个纵行区和上、下两段。

（1）头、颈、躯干 6 区　以前后正中线为标线，将身体两侧面由前向后划分为 6 个纵行区。（表 3－6）

表 3-6　头、颈、躯干分区

区名	具体区域
1 区	前正中线向左、右各旁开 1.5 寸的体表区域
2 区	从 1 区的边缘线到腋前线所形成的体表区域
3 区	腋前线到腋中线所形成的体表区域
4 区	腋中线到腋后线所形成的体表区域
5 区	腋后线到 6 区边缘线所形成的体表区域
6 区	后正中线向左、右各旁开 1.5 寸的体表区域

　　(2)四肢 6 区　将上、下肢的体表区域纵向 6 等分,上肢从内侧尺骨缘(下肢从内侧跟腱缘)开始,右侧顺时针、左侧逆时针划分,依次为 1 区、2 区、3 区、4 区、5 区、6 区,左右对称。

　　【速记】人体面向前站立,掌心向前(四肢的阴阳面和躯干的阴阳面处在同一方向),由前正中线至后背正中线依次为 1 区、2 区、3 区、4 区、5 区、6 区,对应四肢 1 区、2 区、3 区、4 区、5 区、6 区。(图 3-6)

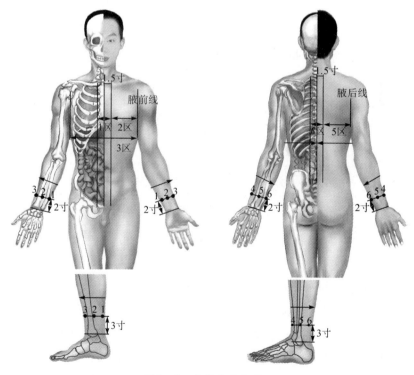

图 3-6　人体体表分区

（3）上下两段 以胸骨末端和两侧肋弓的交接处为中心,画一条环绕身体的水平线称横膈线。横膈线将身体两侧的 6 个区分成上、下两段。横膈线以上各区分别称为上 1 区、上 2 区、上 3 区、上 4 区、上 5 区、上 6 区;横膈线以下的各区称为下 1 区、下 2 区、下 3 区、下 4 区、下 5 区、下 6 区。如需标明症状在左侧还是右侧,在上还是在下,又可记作右上 2 区或左下 2 区等。

二、进针点

腕部进针点约在腕横纹上 2 寸,上 1 至上 6 区的中点;踝部进针点约在内踝高点与外踝高点上 3 寸,下 1 至下 6 区的中点,具体见图 3-6。

三、临床应用

（1）适用范围 腕踝针疗法中,每个区所治疗的病症大致包括两方面:一是同名区域内所属脏腑、组织、器官等所引起的各种病症,二是主要症状反映在同名区域内的各种病症。

（2）取穴原则 上病取上,下病取下,左病取左,右病取右,区域不明选双上 1,上下同取,左右共针。

（3）处方示例 腕踝针处方见表 3-7。

表 3-7 腕踝针处方

病名	处方	病名	处方
头痛	上 1、上 2	肩痛	上 4、上 5、上 6
偏头痛	上 2、上 5	坐骨神经痛	下 6
胃痛	上 1、上 2	颞下颌关节炎	上 4
肝区痛	下 2	肠炎	下 1、下 2
痛经	下 1	皮肤瘙痒	上 1

（4）注意事项 ①腕踝针疗法进针一般不痛、不胀、不麻等,如出现上述症状,说明进针过深,需调至不痛、不胀等为宜。②把握准确的针刺方向,即病症表现在进针点上部者,针尖需向心而刺;反之,病症表现在进针点下部者,针尖需离心而刺。③进针点位置有时要根据针刺局部情况及针刺方向进行调整。

如皮下有较粗静脉、瘢痕,或针下有骨粗隆不便针刺,或针刺方向要朝向离心端等情况时,进针点位置要朝向心端适当移位,但点的定位方法不变,要处于区的中央。④有几种症状同时存在时,要分析症状的主次,如症状中有痛的感觉,首先按痛所在区选点。

第四章　针灸治疗

第一节　治疗总论

一、治疗原则

(1)补虚泻实　补虚是扶助正气,泻实是祛除邪气。它包括虚则补之,陷下则灸之,实则泻之,宛陈则除之,不盛不虚以经取之。其中"不盛不虚以经取之"是指本经自病,不涉及其他经络或脏腑,当取本经穴,一般用平补平泻手法。

(2)清热温寒　清热就是热证用"清"法,温寒就是寒证用"温"法。《灵枢·经脉》曰:"热则疾之,寒则留之。""热则疾之"意即针灸治疗热证,浅刺疾出或点刺出血,手法轻巧快速,少留针或不留针,用泻法。"寒则留之"意即针灸治疗寒证,深刺久留针,以达到温经散寒的目的。

(3)治标治本　基本原则是急则治标、缓则治本、标本同治。

(4)三因制宜　指因人制宜、因地制宜、因时制宜。因人制宜,即根据患者不同的体质、年龄、病情特点选择适宜的治疗方法。因地制宜,即因为地区不同,人的生理功能、病理特点有别,治法应有差异,如寒冷地区多用温针灸。因时制宜,即四季气候的变化对人体的生理功能、病理变化有一定影响,选取不同治法。《难经·七十难》曰:"春夏者,阳气在上,人气亦在上,故当浅取之……"因时制宜,还包括针对某些疾病的发作或加重规律选择恰当的治疗时机。如乳腺增生患者常在经前乳房胀痛较重,治疗也常常于经前1周开始。

二、治疗作用

(1)疏通经络　经络"内属于腑脏,外络于肢节",运行气血是其主要的生理功能之一。《素问·皮部论》说:"邪客于皮则腠理开,开则邪入客于络脉,络脉满则注于经脉,经脉满则入舍于府藏也。"描述的是病邪由经络侵入脏腑。针灸疏通经络的作用,就是使瘀阻的经络畅通而发挥其正常的生理功能。

（2）调和气血，扶正祛邪　经络是运行气血的通道，穴位和经络是邪气入侵和传变的重要部位与途径。《灵枢·九针十二原》说："欲以微针通其经脉，调其血气，营其逆顺出入之会……"针灸调和气血、扶正祛邪的作用是通过疏通经络来实现的。

（3）调和阴阳　阴阳失调是疾病发生发展的根本原因，调和阴阳是针灸治病的最终目的。针灸调和阴阳和针刺手法密切相关，如属于阳盛阴虚的失眠，应补照海、泻申脉（补阴泻阳）。还可采取从阴引阳、从阳引阴，如五脏病多取相应的背俞穴，即属于从阳引阴。

三、临床诊治特点

（1）辨经论治　《扁鹊心书》有言："学医不知经络，开口动手便错。盖经络不明，无以识病证之根源，究阴阳之传变……经络为识病之要道。"可见，辨经论治是针灸临床最重要的诊疗特色。辨别病症与何经相关，应取何经何穴诊治。辨经包括病候辨经和病位辨经。①病候辨经，《灵枢·经脉》中关于十二经脉有"是动则病……"和"主……所生病"的病候记载，描述了经脉变动会出现所经过部位及其相联系脏腑的病候特点，可以选取该经脉的穴位进行治疗。②病位辨经，经络遍布全身上下内外，不论是内部的脏腑病症，还是外部的肢体病症，均可辨别其病症部位所属经络，治疗时可取相关经脉的腧穴。

（2）辨病论治　经络内连脏腑，外络肢节。针灸临床中，首先辨别是脏腑病，还是肢节病。如果是肢节病，则按照经络辨证进行辨经论治；如果是脏腑病，则用脏腑辨证为主辨别病在何脏何腑，可根据脏腑病的用穴规律取其原穴、络穴、俞募穴、下合穴等。

（3）辨证论治　针灸临床中，还要结合八纲辨证辨别其阴阳、表里、寒热、虚实，从而确定具体的治疗方法和补泻手法，如阳虚证、寒证多用灸法。

第二节　头面躯体疾病

头　痛

头痛是指以头部疼痛为主要临床表现的病症，又称"头风"，常见于西医学的紧张性头痛、血管神经性头痛以及高血压等疾病。

【主穴】 阳明头痛:头维、印堂、阳白、阿是穴、合谷、内庭。

少阳头痛:风池、太阳、率谷、阿是穴、外关、侠溪。

太阳头痛:天柱、后顶、阿是穴、后溪、申脉。

厥阴头痛:百会、四神聪、阿是穴、中冲、太冲。

全头痛:风池、百会、头维、太阳、率谷、合谷。

【配穴】 外感头痛配风府、列缺;肝阳头痛配行间、太溪;血虚头痛配三阴交、足三里;痰浊头痛配丰隆、中脘;瘀血头痛配血海、膈俞。

【操作】 注意风池、风府的针刺方向,其余诸穴常规针刺。

三叉神经痛

三叉神经痛是以三叉神经分布区出现放射性、烧灼样抽掣疼痛为主症的疾病,属于中医学"面痛"范畴。

【主穴】 四白、下关、地仓、合谷、内庭、太冲。

【配穴】 眼支痛配攒竹、阳白、丝竹空;上颌支痛配颧髎、巨髎、迎香;下颌支痛配承浆、颊车、翳风。

【操作】 诸穴均宜深刺、透刺,刺激强度应柔和、适中。

落 枕

落枕是指患者颈项部强痛、活动受限的一种病症。其主要由项部肌肉感受寒邪或长时间过度牵拉而发生痉挛所致。

【主穴】 大椎、后溪、悬钟、落枕穴、阿是穴。

【配穴】 督脉、太阳经型配大椎、申脉;少阳经型配风池、肩井。

【操作】 诸穴以常规针刺为主。

漏肩风

漏肩风是指肩部酸重、疼痛及肩关节活动受限、强直的临床综合征,相当于肩关节周围炎。中医学中有"漏肩风""肩凝症""冻结肩""五十肩"之称。

【主穴】 肩髃、肩髎、肩前、肩贞、阿是穴、阳陵泉、条口透承山、中平穴(足三里下1寸)。

【配穴】 手阳明经型配三间;手少阳经型配中渚;手太阳经型配后溪;手

太阴经型配列缺。

【操作】　阳陵泉深刺或透阴陵泉；条口透承山可用强刺激；凡在远端穴位行针时，均令患者活动肩部；其他穴位按常规针刺。

肘　劳

肘劳是以肘部疼痛、关节活动障碍为主症的疾病，俗称"网球肘"。

【主穴】　阿是穴、曲池、肘髎、阳陵泉。

【配穴】　手阳明经型配手三里、三间；手少阳经型配天井、外关；手太阳经型配小海、阳谷。

【操作】　阿是穴可做多向透刺或多针齐刺，其他穴位按常规针刺。

腰　痛

腰痛又称"腰脊痛"，以自觉腰部疼痛为主症。临床上常见于西医学的腰部软组织损伤、腰椎病变等。

【主穴】　委中、肾俞、大肠俞、阿是穴。

【配穴】　寒湿腰痛配腰阳关；瘀血腰痛配膈俞；肾虚腰痛配大钟。病在督脉配后溪；病在足太阳经配申脉；腰椎病变配腰夹脊。

【操作】　寒湿和瘀血腰痛可于局部刺络拔罐。

坐骨神经痛

坐骨神经痛是指沿坐骨神经通路（腰、臀、大腿后侧、小腿后外侧及足外侧）以放射性疼痛为主要特点的综合征。

【主穴】　足太阳经型：腰夹脊、秩边、委中、承山、昆仑、至阴、阿是穴。

　　　　　足少阳经型：腰夹脊、环跳、阳陵泉、悬钟、丘墟、阿是穴。

【配穴】　寒湿证配命门、腰阳关；瘀血证配血海、三阴交；气血不足配足三里、三阴交。

【操作】　诸穴均常规针刺。

第三节　内科疾病

中　风

中风是以突然昏倒、不省人事，伴口角㖞斜、语言不利、半身不遂，或不经昏仆，仅以口㖞、半身不遂为临床主症的疾病。

(一)中经络

【主穴】　水沟、极泉、尺泽、内关、委中、三阴交。

【配穴】　风痰阻络配丰隆、合谷；痰热腑实配内庭、丰隆；气虚血瘀配气海、血海；阴虚风动配太溪、风池；上肢不遂配肩髃、曲池、手三里、合谷；手指不伸配腕骨；下肢不遂配环跳、足三里、阳陵泉、阴陵泉、风市、太冲；病侧肢体拘挛者，肘部配曲泽，腕部配大陵；足内翻配丘墟透照海；口角㖞斜配颊车、地仓、合谷、太冲；语言不利配廉泉、通里、哑门；头晕配风池、天柱；便秘配照海、支沟；尿失禁、尿潴留配中极、关元。

【操作】　水沟用雀啄法，以眼球湿润为度；内关用捻转泻法；刺极泉时，在原穴位置下1寸的心经上取穴，避开腋毛，直刺进针，用提插泻法，以患者上肢有麻胀感和抽动为度；尺泽、委中直刺，提插泻法，使肢体抽动；三阴交用提插补法，可用电针。

(二)中脏腑

【主穴】　水沟、百会、内关。

【配穴】　闭证配十二井、太冲；脱证配关元、神阙。

【操作】　内关用捻转泻法，持续运针1～3分钟；水沟用雀啄法，以患者面部表情出现反应为度。

眩　晕

眩晕是以头晕目眩、视物旋转为主要表现的一种自觉症状。

【主穴】　百会、风池、太冲、内关、丰隆。

【配穴】　肝阳上亢配行间、率谷；痰浊中阻配中脘、丰隆；瘀血阻窍配膈俞、阿是穴。

【操作】 针刺风池穴时应正确把握进针的方向、角度和深浅;其他腧穴常规针刺。

高血压病

高血压病是一种常见的慢性疾病,以安静状态下持续性动脉血压增高为主要表现。

【主穴】 风池、太冲、百会、合谷、曲池、三阴交。

【配穴】 肝火亢盛配行间、曲泉;阴虚阳亢配肾俞、肝俞;痰湿壅盛配丰隆、中脘;气虚血瘀配足三里、膈俞;阴阳两虚配关元、肾俞。

【操作】 太冲应朝涌泉方向透刺;其他腧穴常规针刺。

面 瘫

面瘫是以口、眼向一侧歪斜为主要表现的病症,又称为"口眼㖞斜"。本病相当于西医学的周围性面神经麻痹。

【主穴】 阳白、四白、颧髎、颊车、地仓、翳风、牵正、太阳、合谷。

【配穴】 风寒证加风池、风府;风热证加外关、关冲;气血不足配足三里、气海。味觉减退配足三里;听觉过敏配阳陵泉;抬眉困难配攒竹;鼻唇沟变浅配迎香;人中沟歪斜配水沟;颏唇沟歪斜配承浆;流泪配太冲。

【操作】 面部腧穴均行平补平泻法,翳风宜灸;在急性期,面部穴位手法不宜过重,肢体远端的腧穴行泻法且手法宜重;恢复期主穴多加灸法,合谷行平补平泻法,足三里行补法。

痹 病

痹病是由风、寒、湿、热等病邪引起,以肢体关节肌肉酸痛、麻木、重着、屈伸不利或关节灼热、肿大等为主症的一类病症。

【主穴】 局部取穴、阿是穴。

【配穴】 行痹配膈俞、血海;痛痹配肾俞、关元;着痹配阴陵泉、足三里;热痹配大椎、曲池。另可根据痹痛部位循经远端取穴。

【操作】 诸穴均常规针刺。热痹局部可刺出血,风寒湿痹可加用灸法。

心　悸

心悸是指心跳异常、自觉心慌不安的病症,多见于西医学的心脏神经症、冠状动脉粥样硬化性心脏病等。

【主穴】　心俞、厥阴俞、巨阙、膻中、神门、内关。

【配穴】　心虚胆怯配胆俞、日月;心血不足配脾俞、足三里;心阳不振配至阳、关元;阴虚火旺配太溪、三阴交;心血瘀阻配膈俞;水气凌心配水分、阴陵泉。

【操作】　背部穴位应当注意针刺的角度、方向和深度;其他腧穴常规针刺。

失　眠

失眠又称"不寐",常见于西医学的神经衰弱、神经症等疾病。

【主穴】　申脉、照海、神门、安眠、四神聪。

【配穴】　肝火扰心配行间;痰热扰心配丰隆、劳宫;心脾两虚配心俞、脾俞;心肾不交配心俞、肾俞;心胆气虚配心俞、胆俞。

【操作】　补照海,泻申脉;诸穴均常规针刺。

嗜　睡

嗜睡是一种以睡眠节律紊乱而时时欲睡为特征的病症。

【主穴】　百会、四神聪、印堂、丰隆、足三里。

【配穴】　湿浊困脾配脾俞、三阴交;肾精不足配关元、肾俞;气血亏虚配气海、脾俞。

【操作】　四神聪针刺时针尖都朝向百会;其余腧穴常规针刺。

痴　呆

痴呆是以呆、傻、笨为主要临床表现的神志类病症,又称"呆病"。

【主穴】　百会、四神聪、风府、太溪、悬钟、足三里。

【配穴】　髓海不足配肾俞;脾肾两虚配脾俞、肾俞;痰浊蒙窍配丰隆;瘀血内阻配膈俞、内关。

【操作】 四神聪针刺时针尖都朝向百会;其余腧穴常规针刺。

癫 病

癫病以精神抑郁、表情淡漠、沉默痴呆、语无伦次、静而少动为特征,多见于西医学的忧郁症、强迫症、精神分裂症等。

【主穴】 百会、印堂、内关、神门、太冲、丰隆。

【配穴】 肝郁气滞配膻中、期门;痰气郁结配中脘、膻中;心脾两虚配心俞、脾俞。

【操作】 诸穴均常规针刺。

痫 病

痫病,俗称"羊痫风",是以猝然昏仆、牙关紧闭、强直抽搐、醒后如常人为特征的发作性疾病。痫病以突然发作、自行缓解、多次反复为主要特点。

【主穴】 发作期:水沟、百会、内关、太冲、后溪、涌泉。

间歇期:印堂、鸠尾、长强、间使、太冲、丰隆。

【配穴】 痰火扰神配行间、神门;风痰闭窍配风池、丰隆;瘀阻脑络配膈俞;心脾两虚配心俞、脾俞;心肾亏虚配心俞、肾俞。

【操作】 水沟向鼻中隔深刺、强刺;长强可点刺出血;其他腧穴常规针刺。

震颤麻痹

震颤麻痹是一种常见的中枢神经系统变性的锥体外系疾病,以静止性震颤、肌强直、运动徐缓为主要特征。

【主穴】 百会、四神聪、风池、太冲、合谷、阳陵泉。

【配穴】 风阳内动配肝俞、三阴交;痰热风动配丰隆、阴陵泉;气血亏虚配气海、血海;髓海不足配悬钟、肾俞;阳气虚衰配大椎、关元。

【操作】 诸穴均常规针刺。

感 冒

感冒是以鼻塞、流涕、恶寒发热、咳嗽、头痛、全身不适等为主要特征的常见外感疾病。

【主穴】 列缺、合谷、风池、大椎、外关。

【配穴】 风寒证配风门、肺俞;风热证配曲池、尺泽;暑湿证配中脘、足三里;素体气虚配气海、足三里。鼻塞流涕配迎香、印堂;头痛配头维、太阳;咳嗽配肺俞;咽喉肿痛配少商、鱼际;全身酸痛配身柱。

【操作】 诸穴均宜浅刺。风寒者加灸法;风热者大椎可刺络拔罐;少商用三棱针点刺出血。

咳 嗽

咳嗽是肺系疾患的常见病症,根据发病原因可分为外感咳嗽和内伤咳嗽两大类。

【主穴】 外感咳嗽:肺俞、列缺、合谷。

内伤咳嗽:肺俞、中府、太渊、三阴交。

【配穴】 风寒束肺配风门、外关;风热犯肺配大椎、尺泽;痰湿蕴肺配丰隆;肝火犯肺配行间、鱼际;肺阴亏耗配膏肓。痰中带血配孔最。

【操作】 针刺太渊注意避开桡动脉;其他腧穴常规操作。

哮 喘

哮喘是一种以发作性喉中哮鸣、呼吸困难,甚则喘息不得平卧为特点的过敏性病症。

【主穴】 肺俞、中府、膻中、太渊、定喘。

【配穴】 实证配尺泽、鱼际;虚证配膏肓、肾俞。喘甚配天突、孔最;痰多配中脘、丰隆。

【操作】 诸穴均常规针刺。

胃 痛

胃痛是指上腹胃脘部发生的疼痛,常见于西医学的急性胃炎、慢性胃炎、消化性溃疡、胃痉挛等病症。

【主穴】 中脘、内关、足三里、公孙。

【配穴】 寒邪犯胃配梁丘、胃俞;饮食伤胃配下脘、梁门;肝气犯胃配期门、太冲;瘀血停胃配三阴交、膈俞;脾胃虚寒配脾俞、关元;胃阴不足配胃俞、内庭。

【操作】　诸穴均常规针刺。寒邪犯胃和脾胃虚寒者,中脘、气海还可施行温针灸,并可加拔火罐。

呕　吐

呕吐是指胃气上逆,胃内容物从口中吐出而言,常见于西医学的急性胃炎、幽门梗阻、胃肠神经症、胆囊炎、胰腺炎等病。

【主穴】　中脘、内关、足三里。

【配穴】　外邪犯胃配外关、合谷;食滞内停配下脘、梁门;肝气犯胃配太冲、期门;痰饮内阻配丰隆、公孙、阴陵泉;脾胃虚弱配脾俞、胃俞。

【操作】　诸穴均常规针刺。

呃　逆

呃逆是因气逆动膈,致喉间呃呃有声,声短而频,不能自控的病症,相当于西医学的膈肌痉挛。

【主穴】　中脘、内关、足三里、膻中、膈俞。

【配穴】　胃寒积滞配胃俞、建里;胃火上逆配内庭、天枢;气机郁滞配期门、太冲;胃阴不足或脾胃虚弱配脾俞、胃俞。

【操作】　诸穴均常规针刺。

腹　痛

腹痛是指胃脘以下、耻骨联合以上部位发生的以疼痛为主要表现的病症。

【主穴】　中脘、天枢、关元、足三里。

【配穴】　寒邪内阻配神阙;饮食停滞配下脘、梁门;肝郁气滞配期门、太冲;中虚脏寒配脾俞、神阙;瘀血内停配阿是穴、膈俞。脐周疼痛配上巨虚;脐下疼痛配下巨虚;少腹疼痛配曲泉。

【操作】　诸穴均常规针刺。

泄　泻

泄泻是以大便次数增多、便质清稀甚至如水样为主要特征的病症,常见于西医学的急性肠炎、慢性肠炎、肠道激惹综合征等疾病。

【主穴】 天枢、大肠俞、上巨虚、三阴交、神阙。

【配穴】 寒湿内盛配脾俞、阴陵泉；肠腑湿热配曲池、下巨虚；食滞胃脘配下脘、梁门；肝郁乘脾配期门、太冲；脾胃虚弱配脾俞、足三里；肾阳虚衰配肾俞、命门。水样便配关元、下巨虚。

【操作】 诸穴均常规针刺。

便　秘

便秘是指大便秘结，排便周期或时间延长，或虽有便意但排便困难的病症，可见于多种急、慢性疾病中。

【主穴】 天枢、大肠俞、上巨虚、支沟、照海。

【配穴】 热秘配合谷、曲池；气秘配中脘、太冲；冷秘配灸神阙、关元；虚秘配脾俞、关元。大便干结配关元、下巨虚。

【操作】 诸穴均常规针刺。

胁　痛

胁痛是以一侧或两侧胁肋部疼痛为主要表现的病症，常见于西医学的急性肝炎、慢性肝炎、肝硬化、肋间神经痛等疾病。

【主穴】 期门、阳陵泉、支沟、丘墟。

【配穴】 肝郁气滞配太冲、内关；肝胆湿热配行间、阴陵泉；瘀血阻络配膈俞、血海；肝阴不足配肝俞、肾俞。

【操作】 诸穴均常规针刺。

水　肿

水肿是指体内水液潴留、泛溢肌肤而引起头面、眼睑、四肢、腹背甚至全身浮肿的一种症状。

【主穴】 水分、水道、三焦俞、委阳、阴陵泉。

【配穴】 阳水配肺俞、列缺；阴水配关元、三阴交。

【操作】 诸穴均常规针刺。

癃　闭

癃闭是指尿液排出困难,小便不利、点滴而出为"癃",小便不通、欲解不得为"闭",统称为"癃闭",相当于西医学的尿潴留。

【主穴】　中极、关元、三阴交、阴陵泉、膀胱俞。

【配穴】　膀胱湿热配委中、行间;肝郁气滞配太冲、支沟;瘀浊阻塞配血海、膈俞;肾气亏虚配大钟、肾俞。

【操作】　针刺中极时针尖向下,不可过深,以免伤及膀胱;其他穴位均常规针刺。

前列腺炎

前列腺炎是病原体和(或)某些非感染因素引起的前列腺炎症性疾病。患者出现以会阴部疼痛或不适、排尿异常等症状为特征的一组疾病。

【主穴】　中极、关元、三阴交、太溪。

【配穴】　湿热下注配秩边透水道;脾虚气陷配脾俞;肾气不足配肾俞。

【操作】　诸穴均常规针刺。

遗　精

遗精是指不因性生活而精液频繁遗泄的病症。有梦而遗精,称为"梦遗";无梦而遗精,甚至清醒时精液流出,称"滑精"。未婚或已婚但无正常性生活的男子每月遗精2～4次者属正常现象。

【主穴】　会阴、关元、肾俞、次髎、三阴交。

【配穴】　肾虚不固加志室、太溪;心脾两虚加心俞、脾俞;阴虚火旺加太溪、神门;湿热下注加中极、阴陵泉。

【操作】　诸穴均常规针刺。

阳　痿

阳痿是指男子未到性功能衰退的年龄,出现性生活中阴茎不能勃起或勃起不坚,影响正常性生活的病症,常见于西医学的男子性功能障碍及某些慢性虚弱疾病。

【主穴】 关元、太溪、肾俞、三阴交。

【配穴】 命门火衰配命门；心脾两虚配心俞、脾俞；惊恐伤肾配百会、神门；湿热下注配阴陵泉透阳陵泉、曲骨。

【操作】 关元针尖向下斜刺，力求针感向前阴传导；其他腧穴常规针刺。

早 泄

早泄是指阴茎插入阴道不到 1 分钟甚至刚触及阴道口便发生射精，不能进行正常性交的病症，常见于西医学的男子性功能障碍。

【主穴】 关元、肾俞、太溪、至室、三阴交。

【配穴】 肾虚不固配复溜；心脾两虚配心俞、脾俞；阴虚火旺配然谷、照海；肝经湿热配阴陵泉、行间；肝郁气滞配太冲、蠡沟。

【操作】 诸穴均常规针刺。

糖尿病

糖尿病是内分泌系统的一种常见的新陈代谢障碍性疾病，属于中医学"消渴"的范畴，以多饮、多食、多尿、消瘦、尿糖及血糖增高为特征。

【主穴】 肺俞、脾俞、胃俞、肾俞、胃脘下俞、三阴交、太溪。

【配穴】 上消配太渊、少府；中消配中脘、内庭；下消配太冲、复溜。视物模糊配太冲、光明；肌肤瘙痒配膈俞、血海；上肢疼痛配肩髃、曲池；上肢麻木配少海、手三里；下肢疼痛或麻木配阳陵泉、八风。

【操作】 诸穴均常规针刺。

第四节　妇科疾病

经前期紧张综合征

经前期紧张综合征是指妇女在经期前出现的一系列精神和躯体症状，随着月经来潮而消失。

【主穴】 神门、百会、太溪、太冲、三阴交。

【配穴】 气滞血瘀配血海、膈俞；肝肾阴虚配太溪、肝俞；气血不足配足三里、气海；痰浊上扰配中脘、丰隆。头痛、眩晕配印堂、太阳；乳房胀痛配内关、期门;情志异常、烦躁易怒配水沟、神庭。

【操作】　诸穴以常规针刺为主。

月经不调

月经不调是以月经周期异常为主症的月经病,临床有月经先期、月经后期和月经先后无定期等情况。

【主穴】　月经先期:血海、关元、三阴交。

　　　　　月经后期:气海、归来、三阴交。

　　　　　月经先后无定期:关元、三阴交。

【配穴】　实热配行间、地机;虚热配太溪;血寒加灸关元、命门;气虚配足三里、脾俞;血虚配足三里、血海;肾虚配肾俞、太溪;肝郁配太冲、肝俞。

【操作】　诸穴以常规针刺为主。

痛　经

痛经又称"经行腹痛",是指经期或行经前后出现的周期性小腹疼痛。

【主穴】　中极、三阴交、地机、次髎、十七椎。

【配穴】　寒凝血瘀配关元、归来;气滞血瘀配血海、太冲;气血虚弱配血海、气海;肾气亏虚配肾俞、太溪。

【操作】　诸穴以常规针刺为主;发作期每日治疗 1～2 次,间歇期可隔日 1 次,月经来潮前 3 天开始治疗。

产后乳少

产后乳少是以产后哺乳期初始就乳汁甚少或乳汁全无为主症,又称"产后缺乳"。

【主穴】　膻中、乳根、少泽。

【配穴】　气血不足配脾俞、足三里;肝气郁结配内关、太冲;痰浊阻滞配中脘、丰隆。

【操作】　膻中穴向两侧乳房平刺 1～1.5 寸;乳根向乳房基底部平刺 1 寸左右,使乳房出现微胀感,还可加灸;少泽浅刺 2～3 分,留针 20～30 分钟。

更年期综合征

更年期综合征属内分泌-神经功能失调导致的功能性疾病,以绝经或月经紊乱、情绪不稳定、潮热汗出、失眠、心悸、头晕等为特征,属于中医学"绝经前后诸证"的范畴。

【主穴】 关元、肾俞、太溪、三阴交。

【配穴】 肾阴虚配照海;肾阳虚配命门;肾阴阳俱虚配照海、命门。

【操作】 诸穴以常规针刺为主。

第五节 儿科疾病

小儿惊风

小儿惊风又称"惊厥",是以四肢抽搐、角弓反张、牙关紧闭甚或神昏为主要表现的儿科常见危急病症。

【主穴】 急惊风:水沟、印堂、合谷、太冲。

　　　　慢惊风:百会、印堂、脾俞、肾俞、肝俞、足三里。

【配穴】 外感时邪配大椎、十二井;痰热生风配丰隆;脾肾阳虚配关元、神阙;肝肾阴虚配太溪。暴受惊恐配神门、内关;高热配大椎、曲池;头痛加太阳;牙关紧闭配下关、颊车;角弓反张加大椎、筋缩。

【操作】 水沟刺向鼻中隔,强刺激;十二井、大椎可点刺出血;余穴常规针刺。

疳 证

疳证是由于喂养不当,致使脾胃受损,影响小儿生长发育的慢性疾病,相当于西医学的小儿营养不良及部分寄生虫病。

【主穴】 四缝、中脘、足三里、脾俞。

【配穴】 脾胃虚弱配三阴交、胃俞;食积配下脘、梁门;虫积配百虫窝、天枢。重症配神阙、气海。

【操作】 四缝穴应在严格消毒后用三棱针点刺,挤出少量黄水或乳白色黏液,对婴幼儿可采取速刺不留针。

小儿脑性瘫痪

小儿脑性瘫痪是以小儿大脑发育不全、智力低下、四肢运动障碍为主要症状的一种疾病,简称小儿脑瘫。小儿脑瘫主要是因为母围产期和小儿出生前各种原因引起颅内缺氧、出血等所致的非进行性中枢性运动功能障碍,如母亲孕期感染、新生儿窒息、早产、脑血管疾病等。

【主穴】　百会、风府、四神聪、悬钟、足三里。

【配穴】　肝肾不足配肝俞、肾俞;心脾两虚配心俞、脾俞。上肢瘫痪配肩髃、曲池;下肢瘫痪配环跳、阳陵泉;语言障碍配哑门、通里。

【操作】　风府朝鼻尖以下方向针刺;四神聪分别从 4 个不同方位刺向百会穴;其余腧穴常规针刺。

第六节　伤科疾病

带状疱疹

带状疱疹是由水痘-带状疱疹病毒引起的一种以簇集状丘疱疹、局部刺痛为特征的急性疱疹性皮肤病。

【主穴】　阿是穴、夹脊穴。

【配穴】　肝经郁热配行间、大敦;脾经湿热配内庭、隐白;瘀血阻络配血海、三阴交。胸胁部疱疹配期门、大包;腰腹部疱疹配章门、带脉。

【操作】　诸穴毫针刺,用泻法。皮损局部阿是穴用围刺法,即在疱疹带的头、尾各刺一针,两旁则根据疱疹带的大小选取 1~3 点,向疱疹带中央沿皮平刺,也可在阿是穴散刺出血后加拔火罐。大敦、隐白可点刺出血。

神经性皮炎

神经性皮炎是一种皮肤神经功能障碍性疾病,以皮肤肥厚、皮沟加深、苔藓样改变和阵发性剧烈瘙痒为特征。

【主穴】　皮损局部阿是穴、风池、曲池、血海、膈俞、委中。

【配穴】　风热侵袭配外关、合谷;肝郁化火配行间、侠溪;血虚风燥配足三里、三阴交。

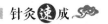

【操作】　诸穴毫针常规针刺,也可用皮肤针扣刺或三棱针点刺。皮损局部阿是穴用围刺法,也可用刺络拔罐法。

乳腺增生症

乳腺增生症是以乳房疼痛、肿块为主要特点的内分泌障碍性疾病,部分患者的病情与月经周期有关,属于中医学"乳癖""乳痰""乳核"范畴。

【主穴】　第1组(胸组):屋翳、乳根、合谷,均两侧。

第2组(背组):肩井、天宗、肝俞,均两侧。

【配穴】　肝火旺盛去合谷,加太冲、侠溪;肝气郁结加阳陵泉、太冲;肝肾阴虚去肝俞、合谷,加脾俞、肾俞、足三里;月经不调去合谷,加三阴交。

【操作】　针刺屋翳时,针尖呈25°向外刺入1.5寸,有胀感;针刺乳根时,在第5～6肋间向外平刺1.5寸,有胀感;针刺天宗时,针尖呈25°向外下刺入1.5寸,有重胀感;针刺肩井时针尖向前平刺1寸,有胀麻感向肩前放射。上述两组穴位交替使用,每日1次,10次为1个疗程。休息2～3日继续针刺。

注:此疗法为国医大师郭诚杰所创。

颈椎病

颈椎病是增生性颈椎炎、颈椎间盘脱出以及颈椎间关节、韧带等组织的退行性改变刺激和压迫颈神经根、脊髓、椎动脉和颈部交感神经等而出现的一系列综合证候群。

【主穴】　颈椎夹脊、天柱、后溪、申脉、悬钟。

【配穴】　风寒痹阻配风门、大椎;劳损血瘀配膈俞、合谷;肝肾亏虚配肝俞、肾俞。上肢疼痛配曲池、合谷;上肢或手指麻木配少海、手三里;头晕头痛、目眩者配百会、风池、太阳;恶心、呕吐配中脘、内关。

【操作】　大椎穴直刺,使针感向肩背部传导;夹脊穴直刺或向颈椎斜刺,行平补平泻法,使针感向肩背、上肢传导;其他穴位按常规针刺。

扭　伤

扭伤是指肢体关节或躯体的软组织损伤,如肌肉、肌腱、韧带、血管等扭伤,而无骨折、脱臼、皮肉破损的症候。

【主穴】 局部和邻近穴位。

【配穴】 可加阿是穴。

【操作】 诸穴以常规针刺为主。在远端部位行针时,应配合做扭伤部位的活动。

腱鞘囊肿

腱鞘囊肿是筋膜部位发生的囊性肿物,以腕关节多见,也可发生于手掌指关节和足趾的背面、腘窝等处。

【主穴】 囊肿局部(阿是穴)。

【配穴】 上、下肢酸痛无力者,可按酸痛部位循经选取相应腧穴。

【操作】 用毫针在囊肿四周呈 45°向囊底刺入,穿透囊壁,留针 10 分钟;或用三棱针在囊肿高点处进针,直刺穿透囊壁,出针时摇大针孔,用手指由轻而重挤压囊肿片刻,将囊液尽可能全部挤出,最后在局部放置一消毒过的硬币,用消毒纱布加压覆盖。

足跟痛

足跟痛是急性或慢性损伤引起的足跟部疼痛。

【主穴】 太溪、照海、昆仑、申脉、悬钟、阿是穴。

【配穴】 气虚配脾俞、足三里;血瘀配膈俞、太冲;肝肾不足配肝俞、肾俞、复溜。痛及小腿配承山、阳陵泉。

【操作】 太溪、昆仑常常采取互相透刺法;申脉、照海则刺向跟底部;其他穴位常规针刺。

第七节 五官科疾病

麦粒肿

麦粒肿,即胞睑边缘生的小硬结,红肿疼痛,形似麦粒,相当于西医学的睑腺炎。

【主穴】 攒竹、太阳、厉兑。

【配穴】 风热外袭配风池、商阳;热毒炽盛配大椎、曲池;脾胃湿热配内庭、阴陵泉。

【操作】 诸穴毫针刺,用泻法;攒竹、太阳、厉兑均可点刺出血;攒竹最宜透鱼腰、丝竹空。

眼睑下垂

眼睑下垂是上睑提举无力、不能抬起,以致睑裂变窄,甚至遮盖部分或全部瞳仁,影响视力的一种眼病。

【主穴】 攒竹、丝竹空、阳白、脾俞、肾俞、三阴交。

【配穴】 肝肾不足配太溪、肝俞;脾虚气弱配足三里、百会;风邪袭络配风门、风池。

【操作】 攒竹、丝竹空、阳白既可相互透刺,又均可透刺鱼腰穴;风池穴应注意针刺方向、角度和深度。

近　视

近视是以看近物清晰、视远物模糊为主要特征的一种眼病。

【主穴】 睛明、承泣、四白、太阳、风池、光明。

【配穴】 肝肾亏虚配肝俞、肾俞;心脾两虚配心俞、脾俞。

【操作】 睛明、承泣位于目眶内,针刺应注意选择质量好的细针,固定眼球,轻柔进针,不行提插捻转手法,出针后需较长时间压迫针孔;风池穴注意把握针刺的方向、角度和深度;光明穴针尖朝上斜刺,使针感能向上传导。

耳鸣、耳聋

耳鸣、耳聋都是听觉异常、听力下降的病症。耳鸣是自觉耳内鸣响,妨碍听觉的病症;耳聋则是听力不同程度的减退,甚至完全丧失,其轻者称为"重听",重者则称为"耳聋"。

【主穴】 实证:听会、翳风、中渚、侠溪。

　　　　虚证:听宫、翳风、肾俞、太溪。

【配穴】 外感风邪配外关、合谷;肝胆火盛配太冲、丘墟;痰火郁结配丰隆、内庭;肾精亏损配肾俞、太溪;脾胃虚弱配足三里、脾俞。

【操作】 听宫、翳风的针感宜向耳底或耳周传导;余穴常规针刺。

牙 痛

牙痛是口腔疾患中最常见的症状。

【主穴】 颊车、下关、合谷、内庭。

【配穴】 风火外袭配翳风、风池;胃火炽盛配厉兑、曲池;虚火上炎配太溪、照海。上牙痛配太阳、颧髎;下牙痛配大迎、承浆。

【操作】 内庭可点刺出血;余穴常规针刺。疼痛剧烈者可每日治疗 2 次。

咽喉肿痛

咽喉肿痛以咽喉红肿疼痛、吞咽不适为特征,常见于西医学的急性咽炎、扁桃体炎、扁桃体周围脓肿等病。

【主穴】 实证:少商、商阳、天容、关冲、内庭。

　　　　 虚证:太溪、照海、列缺、鱼际。

【配穴】 外感风热配风池、外关;肺胃热盛配厉兑、鱼际;阴虚火旺配涌泉、三阴交;咽喉肿痛甚者配天突、喉结旁阿是穴;声音嘶哑配复溜、扶突;大便秘结配曲池、支沟、照海。

【操作】 诸穴均常规针刺;列缺、照海行针时可配合做吞咽动作;少商点刺出血。

第八节 急 症

高 热

高热是指体温超过 39℃ 以上的症状。

【主穴】 大椎、曲池、合谷、十宣或十二井。

【配穴】 热在肺卫配外关、鱼际;气分热盛配内庭、支沟;热入营血配曲泽、委中。神昏谵语配水沟、素髎;抽搐配太冲、阳陵泉。

【操作】 大椎、曲泽、十二井穴、委中、十宣点刺出血;余穴常规刺法。

中 暑

中暑以高热、汗出、心慌、头晕、烦躁,甚则神昏、抽搐等为主症,是盛夏季节突发于高温环境中的一种急性外感热病。

【主穴】 百会、大椎、合谷、内关、曲泽。

【配穴】 头晕头痛配太阳、头维、印堂;呕吐配中脘、公孙;中暑阴证配足三里、关元、气海;中暑阳证配内庭、陷谷;中暑重症配曲池、委中;神志昏迷配水沟、十宣;手足抽搐配阳陵泉、太冲。

【操作】 百会、大椎、太阳、印堂、十宣、曲泽可点刺出血;余穴常规刺法。

昏 厥

昏厥是以突然昏倒、不省人事、颜面苍白、汗出肢冷为主要特点的病症。

【主穴】 人中、百会、内关。

【配穴】 气厥实证配太冲、行间,虚证配足三里、气海;血厥实证配行间;痰厥配中脘、丰隆;热厥配大椎、中冲;寒厥灸神阙、关元;牙关紧闭配颊车、下关、合谷。

【操作】 实证、热证诸穴强刺泻法,百会可点刺出血,再开"四关"(合谷向后溪透刺,太冲向涌泉透刺),或同时针刺"五心穴"(即百会、双劳宫、双涌泉);虚证、寒证针灸并用,重灸用补法,神阙、关元可用隔盐灸,或重灸"五心穴"。

心绞痛

心绞痛是冠心病的主要临床表现,以左侧胸部心前区突然发生的压榨性疼痛,伴心悸、胸闷、气短、汗出为特征。

【主穴】 内关、郄门、阴郄、膻中。

【配穴】 气滞血瘀配太冲、膈俞;寒邪凝滞配灸神阙、至阳;痰浊阻络配中脘、丰隆;心肾阳虚配心俞、肾俞;心脾两虚配心俞、脾俞;呼吸急促配天突、孔最。

【操作】 诸穴以常规针刺为主。

第九节 其 他

慢性疲劳综合征

慢性疲劳综合征是一组病因不明、各项现代手段检查无任何器质性病变,以持续半年以上的慢性、反复发作性极度疲劳为主要特征的症候。

【主穴】　脾俞、肝俞、肾俞、百会、关元、三阴交、足三里。

【配穴】　肝气郁结配太冲、膻中；脾气虚弱配中脘、章门；心肾不交配神门、太溪。失眠、多梦易醒配安眠、内关；心悸、焦虑配内关、心俞；头晕、注意力不集中配四神聪、悬钟。

【操作】　诸穴以常规针刺为主。

戒断综合征

戒断综合征是指长期吸烟、饮酒、使用镇静安眠药或吸毒之人，在成瘾、产生依赖性后，突然中断而出现的烦躁不安、呵欠连作、流泪流涎、全身疲乏、昏昏欲睡、感觉迟钝等一系列的戒断现象。

1. 戒烟综合征

【主穴】　尺泽、丰隆、神门、甜美穴（列缺与阳溪连线的中点）。

【配穴】　胸闷、气促、痰多配膻中、内关；咽部不适配天突、列缺、照海；心神不宁、烦躁不安配内关；精神萎靡配脾俞、足三里；肌肉抖动配阳陵泉、太冲。

【操作】　甜美穴直刺或斜刺0.3寸；余穴常规针刺。

2. 戒酒综合征

【主穴】　百会、神门、脾俞、胃俞、足三里。

【配穴】　烦躁不安、精神抑郁配太冲、内关；头昏、腰膝酸软配太溪、肾俞；恶心呕吐配内关、中脘；腹痛腹泻配天枢、上巨虚。

【操作】　诸穴以常规针刺为主。

肥胖症

肥胖症是指人体脂肪积聚过多，体重超过标准体重的20%以上。

【主穴】　曲池、天枢、大横、阴陵泉、丰隆、带脉。

【配穴】　上臂配肩髃、肩贞、局部穴；腹部配脐周八穴，即下脘、天枢（双）、外陵（双）、滑肉门（双）、石门；臀部配承扶、局部穴；大腿部配伏兔、风市、局部穴；小腿部配承山、承筋。胃肠积热配上巨虚、内庭；脾胃虚弱配脾俞、足三里；肾阳亏虚配肾俞、关元；心悸配神门、内关；胸闷配膻中、内关；嗜睡配照海、申脉；少气懒言配太白、气海。

【操作】 诸穴均常规针刺;局部穴可进行排刺或围刺。

美　容

1.雀斑

雀斑是发生在日晒部位皮肤上的黑色或淡黄色色素斑点,因其斑如雀卵之色,故称雀斑。

【主穴】 印堂、颧髎、合谷、血海、三阴交、足三里、迎香、四白。

【操作】 诸穴以常规针刺为主。

2.黄褐斑

黄褐斑是以发生于面部的对称性褐色色素斑为主要特征的一种病症,为颜面的色素沉着斑,多见于怀孕、人工流产及分娩后女性,俗称"妊娠斑""蝴蝶斑"。

【主穴】 颧髎、合谷、血海、三阴交、足三里、迎香、四白。

【配穴】 气滞血瘀配太冲、膈俞;肝肾阴虚配肝俞、肾俞、太溪;脾虚湿困配脾俞、阴陵泉。根据面部黄褐斑的部位不同,可取阿是穴加强通络消斑之力。

【操作】 诸穴以常规针刺为主。

第五章　灸　法

第一节　灸法总论

一、灸法的概念与特点

灸法是指利用艾叶等易燃材料或药物,点燃后在穴位上或患处进行烧灼、熏熨,借其温热性刺激及药物的药理作用,以达到防病治病目的的一种外治方法。

灸法的特点:①灸法擅长治疗寒证、虚证,以及预防保健。②灸法有特殊功效,可补针、药之不足。《灵枢·官能》中所说的"针所不为,灸之所宜"和《医学入门》所说的"凡病药之不及,针所不到,必须灸之",概括了灸法在临床上的应用价值。③灸法宜被患者接受,也可自我治疗。多数灸法无痛苦,无畏惧感,很容易为患者所接受。因其操作简便,患者容易掌握而能自我治疗,有利于常见病的家庭保健和治疗。

二、灸法的材料

灸法所用材料,古今均以艾叶加工制作的艾绒为主,但也常常针对不同病症采用其他材料施灸。艾叶气味芳香,味辛、微苦,性温热,具纯阳之性。用艾叶作施灸材料,有通经活络、祛除阴寒、回阳救逆等多方面的作用。

用艾绒作施灸材料有两大优点:一是便于捏成大小不同的艾炷,易于燃烧,气味芳香;二是燃烧时热力温和,能窜透皮肤,直达组织深部。

第二节　灸法分类

灸法的种类十分丰富,一般依据施灸材料可分为艾灸法和非艾灸法两大类,具体见表5-1。

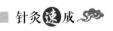

表 5 - 1　灸法分类

灸法	艾灸法	艾炷灸	直接灸	化脓灸	治疗哮喘、胃肠病等慢性顽疾
				非化脓灸	治疗一般虚寒性疾患
			间接灸	隔姜灸	治疗风寒咳嗽、腹泻、痛经、风寒湿痹等
				隔蒜灸	治疗乳痈、瘰疬、牛皮癣、神经性皮炎等
				隔盐灸	治疗腹痛、泄泻、痢疾及阳气虚脱证。用于脐窝施灸,又称神阙灸
				隔附子饼灸	治疗男性肾阳虚的阳痿、早泄、不育症和女性宫寒不孕、痛经、闭经等
		艾条灸	悬起灸	温和灸	用于灸治急、慢性病
				雀啄灸	
				回旋灸	
			实按灸	太乙针灸	作用随艾绒掺入的药物处方各异
				雷火针灸	
	温针灸	适用于既需要留针,又适宜用艾灸的疾病			
	温灸器灸	一般灸治均可采用,最适宜小儿、妇女及畏惧灸治者			
	非艾灸法	灯火灸	如灯芯草灸角孙治疗腮腺炎		
		天灸	白芥子灸	治疗关节痹痛、口眼㖞斜,或配合其他药物治疗哮喘等	
			斑蝥灸	治疗癣痒	

第三节　灸感、灸量和补泻

一、灸感

灸感,一般是指施灸时患者的自我感受。同针感一样,灸感既有施灸部位的局部感觉,也有向远处传导或循经感传的感觉。在局部的感觉中,多数灸法多为温热或微有灼痛的感觉。局部热感也有不同的表现形式:仅表面有热感的,称为表热;表面不热或微热而深部较热的,称为深热;表面的热感进一步透达组织深部的,称为透热;热感以施灸穴位为中心向周围逐渐扩散的,称为扩热;也有局部的热感向远处传导的,称为传热;热感沿着经脉传导的,称为循经感传。还有较特殊的现象,即施灸局部不热(或微热)而远部较热,或出现与所灸经穴相关的脏腑、器官热。

影响灸感出现不同表现方式与多方面的因素有关,如施灸的方法、刺激程度、病情、体质及对热刺激的敏感度等。一般而言,施灸方法与刺激程度的不同,是产生灸感强弱的重要因素,但即使同样的施灸方法与刺激程度,由于病情、体质和对热刺激的敏感度不同会有不同的灸感出现。近年来研究表明,但凡在施灸中,能出现透热、扩热、传热、循经感传、局部不热(或微热)远部热等灸感者,多属于对灸法热刺激较为敏感者,其灸疗效果相对更好,因此提出了热敏学说和热敏灸法。

二、灸量

灸量,即施灸的剂量,是指灸法施灸时灸火在皮肤上燃烧所产生的刺激强度,而刺激的强度等于施灸的时间与施灸的程度的总和。灸量与疗效密切相关,达到一定的灸量就会产生一定的灸效。灸效,是不同的灸法和不同的灸量协同产生的灸治效果。

古代灸法中,虽然没有“灸量”一词,但有“灸之生熟”之说,“生”,即少灸,“熟”,即多灸。《千金要方·灸例》有言:“灸之生熟……法当随病变迁,大法外气务生,内气务熟。”此句是说病在外、在经脉,则灸量宜小;病在内、在脏腑,则灸量宜大。少灸与多灸是根据患者的体质、年龄、施灸部位、所患病情等方面决定的,每次施灸的壮数及累计的壮数是不同的。古人还有一点强调的是,施灸时必须要达到一定的温热程度，产生一定的灸感，仅表皮有热感，往往达不到治疗目的。如《医宗金鉴·刺法心法要诀》所说："凡灸诸病，必火足气到，始能求愈。"

灸量的掌握要按照年龄大小、体质、施灸部位、病情等综合因素来确定。具体见表 5-2。

表 5-2　灸量大小的比较

项目	灸量小	灸量大
年龄	小儿、青少年	中老年
体质	虚弱（单次量小，疗程长）	强壮（单次量大，疗程短）
部位	腰腹以下皮肉深厚处	头、胸、四肢皮肉浅薄处
病情	病轻者	病重者

施灸疗程的长短，是灸量的另一方面。急性病疗程较短，有时只需灸治 1~2 次即可；慢性病疗程较长，可灸治数月乃至 1 年以上。一般初灸时，每日 1 次，3 次后改为 2~3 日灸 1 次。急性病亦可 1 天灸 2~3 次；慢性病需长期灸治者，可隔 2~3 天灸 1 次。

影响灸量的关键因素：①灸火的大小。②施灸时间的长短。③灸距的远近。④施灸频度。了解影响灸量的关键因素，对于恰当地应用灸量，提高灸疗效果，以及灸法操作规范化有着重要的意义。

三、灸法补泻

灸法也有"补泻"之说。《灵枢·背俞》说："以火补者，毋吹其火，须自灭也。以火泻者，疾吹其火，传其艾，须其火灭也。"指出灸法可补虚泻实，并提出了艾炷直接灸的具体补泻方法。具体操作方法：补法是点燃艾炷后，不吹其火，待其慢慢地燃烧、自灭；泻法是点燃艾炷后，以口速吹旺其火，快燃速灭。具体操作时，要根据患者的具体情况，结合灸治的部位、穴位性能、患者体质和年龄等，灵活运用。

四、注意事项

施灸体位：患者体位要舒适，并便于医师操作。一般空腹、过饱、极度疲劳时不宜施灸。

施灸顺序:一般先灸上部,后灸下部;先灸背腰部,后灸腹部;先灸头部,后灸四肢。《千金要方·灸例》有言:"凡灸,当先阳后阴,言:从头向左而渐下,次后从头向右而渐下,先上后下,皆以日正午以后,乃可下火灸之。时谓阴气未至,灸无不着。午前平旦谷气虚,令人癫眩,不可针灸,慎之。"描述了施灸的先后顺序及最佳时间段,临床中也可借鉴。

禁灸与慎灸部位:颜面部、心区、体表大血管部和关节肌腱部不可用瘢痕灸。对肢体麻木不仁、感觉迟钝的患者,勿灸过量,以避免烧伤。妊娠期妇女腰骶部和小腹部禁用瘢痕灸,其他灸法也不宜灸量过重。

灸疱的处理:灸后起疱,小者可自行吸收;大者可用消毒针穿破,放出液体,敷以消毒纱布,用胶布固定即可。

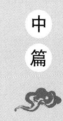

孔
穴

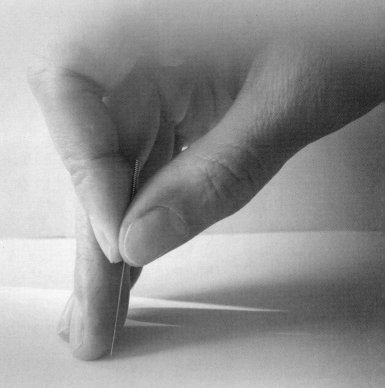

第六章　经络腧穴总论

第一节　经络总论

　　经络系统由经脉、络脉和连属于十二经脉的十二经筋、十二皮部组成。经脉主要包括十二经脉、十二经别和奇经八脉，络脉包括十五络脉和网络周身、难以计数的浮络、孙络等。（图6-1）

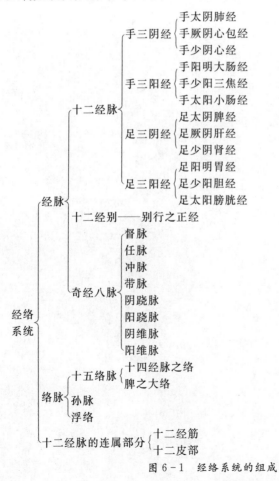

图6-1　经络系统的组成

一、十二经脉

(一)十二经脉的命名

十二经脉的命名规律见表6-1。

表6-1 十二经脉的命名规律

部位	阴阳		脏腑	部位	阴阳		脏腑
手	三阴	太阴	肺	足	三阴	太阴	脾
		厥阴	心包			厥阴	肝
		少阴	心			少阴	肾
	三阳	阳明	大肠		三阳	阳明	胃
		少阳	三焦			少阳	胆
		太阳	小肠			太阳	膀胱

【速记】手足＋阴阳＋脏腑,如手太阴肺经、足阳明胃经。速记为"肺包心,大教(焦)小,脾肝肾,胃胆膀"。

(二)十二经脉在体表的分布规律

十二经脉在体表的分布规律见表6-2。

表6-2 十二经脉在体表的分布规律

阴经	循行		阳经	循行	
手三阴	上肢内侧	胸腹部	手三阳	上肢外侧	头面躯干
足三阴	下肢内侧		足三阳	下肢外侧	

注:内踝上8寸以下肝经在脾经前。

(三)十二经脉表里属络关系

"肺大胃脾心小肠,膀肾包焦胆肝脏。"既体现了脏腑相表里的关系,又是十二经脉气血流注的顺序。如肺经与大肠经互为表里,大肠经接于肺经。

(四)十二经脉的循行走向、起止与交接规律

手三阴经从胸走手,手三阳经从手走头面,足三阳经从头面走足,足三阴经从足走腹(胸)。

十二经脉的交接规律：①相表里的阴经与阳经在四肢部交接。②同名的阳经与阳经在头面部交接。③相互衔接的阴经与阴经在胸部交接。（图6-2）

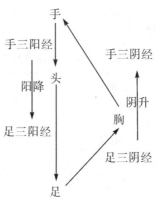

图6-2　十二经脉的交接

【速记】图6-2和表6-3三角形速记，"阴升阳降"（双手举起）。

表6-3　十二经络起止规律

经脉	起于	止于
手三阴经	三中（中焦、胸中、心中）	三指（1、3、5指）
手三阳经	三指（2、4、5指）	三旁（鼻旁、目外眦、目内眦）
足三阴经	三趾（趾内、趾外、趾下）	三中（心中、肺中、胸中）
足三阳经	三旁（鼻旁、目外眦、目内眦）	三趾（2、4、5趾）

二、十二经别

十二经别是十二经脉"离、入、出、合"、深入体腔的别行支脉，又称"别行之正经"。十二经别多从四肢肘膝关节上下的正经别出（离），经过躯干深入体腔与相关的脏腑联系（入），再浅出于体表上行头面项部（出）。在头面部，阳经经别合于本经经脉，阴经经别合于相表里的阳经经脉（合），故有"六合"之称。

三、十五络脉

十二经脉和任、督二脉各自别出一络，加上脾之大络，共计十五条，称为"十五络"。它们分别以其发出处的腧穴（络穴）名称命名。

十二经脉的别络在四肢肘、膝关节以下，从本经络穴分出后，均走向其表里经脉;任脉的别络从鸠尾分出后,散布于腹部;督脉的别络从长强分出后,散布于头部,左右别走足太阳经;脾之大络从大包分出,散布于胸胁。全身络脉中,十五络较大,络脉中浮行于浅表部位的称为"浮络",最细小的分支称为"孙络",遍布全身,难以计数。

四、十二经筋

十二经筋是十二经脉之气结聚于筋肉关节的体系,是十二经脉的外周连属部分。足三阳经筋起于足趾,循股外上行结于𬳽(面部);足三阴经筋起于足趾,循股内上行结于阴器(腹部);手三阳经筋起于手指,循臑外上行结于角(头部);手三阴经筋起于手指,循臑内上行结于贲(胸部)。

经筋的作用主要是约束骨骼,利于关节屈伸,以保持人体正常的运动功能。如《素问·痿论》所说:"宗筋主束骨而利机关也"。经筋为病,多为转筋、筋痛,针灸治疗多局部取穴而泻之。《灵枢·经筋》载:"治在燔针劫刺,以只为数,以痛为输。"

五、十二皮部

十二皮部是十二经脉功能活动反映于体表的部位,也是络脉之气散布的所在之处。《素问·皮部论》说:"凡十二经络脉者,皮之部也。"十二皮部的分布区域,是以十二经脉体表的分布范围为依据的。

皮部居于人体最外层,有抵御外邪、保护机体、反映病候和协助诊断的作用。《素问·皮部论》说:"皮者脉之部也。邪客于皮则腠理开,开则邪入客于络脉,络脉满则注入经脉,经脉满则入合于脏腑也。"这样,皮、络、经、腑、脏,成为疾病传变的层次,而脏腑、经络的病变也可以反映到皮部。因此,通过审察皮部的颜色、形态等变化,可以协助诊断人体疾病。在治疗上,通过刺激皮部可调节经络及其所属脏腑,达到治愈疾病的目的。临床上皮肤针、敷贴、热熨等疗法,都是皮部理论的具体应用。

由于手、足阴阳上下同名的经脉在阴阳属性上相同,特别是手、足同名阳经在头面部的分布范围相互重叠,在诊察和治疗疾病时,手、足同名皮部上下相通,称作"上下同法"(《素问·皮部论》),古人将十二经皮部合为"六经皮部",并对其专门加以命名。

督脉皮部合于太阳,任脉皮部合于少阴,不另有皮部。六经皮部各有专名,其名称分别以"关""阖(害)""枢"为首,三阴以太阴为"关",厥阴为"阖",少阴为"枢";三阳以阳明为"阖",少阳为"枢",太阳为"关"。关、阖、枢理论描述了人体受外邪侵袭后疾病由外而内的传变规律,为六经辨证论治体系的创立打下了基础。(表6-4)

表6-4　六经皮部命名

六经	太阴	厥阴	少阴	阳明	少阳	太阳
皮部名称	关蛰	害肩	枢儒	害蜚	枢持	关枢

【速记】"关蛰害姐输恼了,合肥输车输光了",对应太阴、厥阴、少阴、阳明、少阳、太阳。

六、奇经八脉

奇经八脉,是督脉、任脉、冲脉、带脉、阴跷脉、阳跷脉、阴维脉、阳维脉的总称,共8条。因其"别道奇行",故称奇经八脉。"奇"有"异"的含义,指不同于十二经脉。奇经八脉与十二正经不同,既不直接隶属于十二脏腑,也无表里配合关系,但与奇恒之腑(脑、髓、骨、脉、胆、女子胞)联系密切,故称"奇经"。

督脉、任脉、冲脉皆起于胞中,同出于会阴,别道奇行,称为"一源三岐"。督脉总督全身阳经经气,故称"阳脉之海";任脉调节全身阴经经气,故称"阴脉之海";冲脉可涵蓄、调节十二经气血,故称"十二脉之海",又称"血海"。

奇经八脉中的任脉和督脉,有其所属腧穴,故与十二经相提并论合称"十四经",其余六经无各自的腧穴,其穴寄附于十二正经。奇经八脉的作用主要体现在两方面:①沟通了十二经脉之间的联系,达到统摄有关经脉气血、协调阴阳的作用;②对十二经气血有蓄积和渗灌的调节作用。当十二经脉及脏腑气血旺盛时,奇经八脉能加以蓄积;当人体功能活动需要时,奇经八脉又能渗灌供应。

第二节　腧穴总论

腧穴是人体经络脏腑之气输注于体表的特殊部位,既是疾病的反应点,又是针灸治疗的刺激部位。腧,有转输、输注的含义,言经气转输之所;穴,言经气所居之处。腧穴在《内经》中又称"节""气穴""气府""骨空"等;后世医家还将其称之为"孔穴""穴道""穴位";宋代《铜人腧穴针灸图经》则通称"腧穴"。虽然"腧""输""俞"三者均指腧穴,但在具体应用时却各有所指。

腧穴,是对穴位的统称;输穴,是对五输穴中的第三个穴位的专称;俞穴,专指特定穴中的背俞穴。《灵枢·九针十二原》曰:"节之交,三百六十五会……所言节者,神气之所游行出入也,非皮肉筋骨也。"很显然这是给腧穴下的定义。腧穴与经络、脏腑、气血密切相关。《灵枢·骨度》中"是故视其经脉之在于身也,其见浮而坚,其见明而大者,多血,细而沉者,多气也。"《灵枢·海论》中"夫十二经脉者,内属于府藏,外络于支节。"明确指出脏腑、经络、腧穴之间的关系。

一、腧穴的分类

人体的腧穴大体上可归纳为十四经穴、奇穴和阿是穴三类。十四经穴共有 362 个,是腧穴的主要部分。奇穴的主治范围比较单纯,多数对某些病症有特殊疗效,因而未归入十四经系统,故又称"经外奇穴"。阿是穴又称"天应穴""不定穴"等,多治局部病变。(表 6-5)

表 6-5　腧穴分类规律

分类	定位	名称	归经	主病特点
经穴	有	有	归属十二经脉及任、督二脉	相关经脉病症
奇穴	有	有	未纳入十四经穴范围的"经外奇穴"	对某些病症有特殊的治疗作用
阿是穴	无	无	无	多治疗局部病变

二、腧穴的治疗作用

腧穴的治疗作用有三方面的特点。(表 6-6)

表 6-6 腧穴的治疗作用

作用	腧穴	举例
近治作用	一切腧穴	太阳治疗眼疾
远治作用	十四经穴,尤其是十二正经肘、膝关节以下的腧穴	合谷治疗口疾
特殊作用	部分腧穴	天枢治疗便秘、腹泻

三、腧穴的主治规律

十四经腧穴的治疗作用有一定的主治规律,主要有分经主治和分部主治两类。大体上,四肢部经穴以分经主治(包括分部主治)为主,头面躯干部经穴以分部主治为主。

(一)分经主治规律

十四经腧穴的分经主治既各具特点,又有其共性,具体见表 6-7 至表 6-11。

表 6-7 手三阴经穴主治规律

经名	本经主治特点	二经相同主治	三经相同主治
肺经	肺、咽喉病	—	
心包经	心、胃病	神志病	胸部病
心经	心病		

表 6-8 手三阳经穴主治规律

经名	本经主治特点	二经相同主治	三经相同主治
大肠经	前头、口齿、鼻病	—	
三焦经	侧头、胁肋病	眼病、耳病	咽喉病、热病
小肠经	后头、肩胛、神志病		

表 6-9　足三阴经穴主治规律

经名	本经主治特点	二经相同主治	三经相同主治
脾经	脾胃病	—	腹部病、妇科病
肝经	肝、目、头项病	前阴病	
肾经	肾、肺、心、咽喉病		

表 6-10　足三阳经穴主治规律

经名	本经主治特点	二经相同主治	三经相同主治
胃经	前头、口齿、咽喉、胃肠病	—	神志病、热病
胆经	侧头、耳、项、面、胁肋、胆病	眼病	
膀胱经	后头、项、背腰、肛肠病		

表 6-11　任、督二脉经穴主治规律

经名	本经主治特点	二经相同主治
任脉	中风脱证、虚寒、下焦病	神志病、脏腑病、妇科病
督脉	中风昏迷、热病、头部病	

(二)分部主治规律

十四经腧穴的分部主治各有其特点,具体见表 6-12。

表 6-12　腧穴分部主治规律

腧穴部位	主治	少数治疗
头、面、颈项部	局部病症	全身或四肢病
背腰部	局部、脏腑和慢性病症	下肢病症
胸部	胸、肺、心病(上焦病)	—
腹部	肝、胆、脾、胃病(中焦病)	—
少腹部	经带、前阴、肾、膀胱、肠病(下焦病)	—
四肢部肘、膝以上部位	局部病症	—
肘、膝以下,腕、踝以上	局部病症、所属脏腑疾患	—
腕、踝以下	局部、头面病症,发热、神志病	—

【速记】根据分经和分部主治规律特点,对于穴位主治的掌握可按"四肢分经,头面躯干分部"主治规律进行学习,如此,很大程度上降低了腧穴学习的难度和复杂程度。

四、特定穴

十四经腧穴中具有特殊治疗作用,并以特定称号概括的腧穴,称为特定穴。特定穴包括五输穴、原穴、络穴、郄穴、募穴、下合穴、背俞穴、八会穴、八脉交会穴、交会穴十类。

(一)五输穴

十二经脉分布在四肢肘、膝关节以下各有井、荥、输、经、合五个腧穴,总称五输穴。临床上,井穴多用于各种急救,荥穴多用于各种热病,输穴多用于关节痛,经穴多用于喘咳,合穴多用于脏腑病症。

(二)原穴

十二经脉在腕、踝关节附近各有一个腧穴,是脏腑原气经过和留止的部位,称为原穴,又称"十二原"。(表6-13)

表6-13 十二经脉原穴、络穴、郄穴、募穴表

特定穴	肺经	大肠经	胃经	脾经	心经	小肠经	膀胱经	肾经	心包经	三焦经	胆经	肝经
原穴	太渊	合谷	冲阳	太白	神门	腕骨	京骨	太溪	大陵	阳池	丘墟	太冲
络穴	列缺	偏历	丰隆	公孙	通里	支正	飞扬	大钟	内关	外关	光明	蠡沟
郄穴	孔最	温溜	梁丘	地机	阴郄	养老	金门	水泉	郄门	会宗	外丘	中都
募穴	中府	天枢	中脘	章门	巨阙	关元	中极	京门	膻中	石门	日月	期门

注:络穴中,任脉络穴为鸠尾,督脉络穴为长强,脾之大络为大包。郄穴中,阴跷脉郄穴为交信,阳跷脉郄穴为跗阳,阴维脉郄穴为筑宾,阳维脉郄穴为阳交。

【速记】"渊谷冲白神门腕,京溪陵池墟太冲",此种记忆对应十二经络气血流注顺序,一穴对应一经络。络穴、郄穴记忆同理。

【歌诀】肺原太渊大合谷,脾经太白胃冲阳;心原神门小腕骨,肾原太溪胱京骨;心包大陵焦阳池,肝原太冲胆丘墟。

(三)络穴

十五络脉在由经脉分出之处各有一个腧穴,称为络穴(表6-13)。络穴不

仅可以治疗本经病,也能治疗其相表里的经脉的疾病。

【速记】列偏丰公里正扬,钟内外明沟尾长。

【歌诀】列缺偏历肺肠起,丰隆公孙络胃脾,通里支正心小肠,飞扬大钟膀肾取,内关外关包三焦,光明蠡沟胆肝异,脾之大络为大包,鸠尾长强任督齐。

(四)郄穴

经脉在四肢部经气深聚之处的腧穴,称郄穴。十二经脉及奇经八脉中的阴跷、阳跷、阴维、阳维脉各有一个郄穴,总称十六郄穴(表6-13)。临床上常用来治疗本经循行部位及所属脏腑的急性病症,阴经郄穴多用于治疗血症,阳经郄穴多用于治疗急性肿痛。

【速记】孔溜梁地阴养老,门泉郄会外中都;交信跗阳阴阳跷,筑宾阳交阴阳维。

(五)募穴

脏腑之气结聚于胸腹部的腧穴,称募穴。临床常用来治疗相应脏腑的疾病,其中以治疗六腑疾病疗效较好(阳病治阴)。

【速记】肺府肝期胆日月,脾章肾京肠天枢;包膻心阙胃中脘,焦石膀极小关元。

(六)下合穴

六腑之气下合于足三阳经的六个腧穴,称下合穴。下合穴在临床应用中常用来治疗六腑疾病(合治内府),见表6-14。

表6-14 下合穴表

六腑	大肠经	小肠经	三焦经	膀胱经	胃经	胆经
下合穴	上巨虚	下巨虚	委阳	委中	足三里	阳陵泉

【速记】上下巨虚大小肠,委阳委中焦膀胱,三里陵泉胃胆唱,腑病用之效必彰。

(七)背俞穴

脏腑之气输注于背腰部的腧穴,称背俞穴。临床背俞穴能治疗相应脏腑的疾病,其中以治疗五脏疾病疗效较好(阴病治阳)。

(八)八会穴

八会穴,是脏、腑、气、血、筋、脉、骨、髓八者精气会聚的 8 个腧穴,见表 6-15。

表 6-15 八会穴表

八会	脏会	腑会	气会	血会	筋会	脉会	骨会	髓会
穴名	章门	中脘	膻中	膈俞	阳陵泉	太渊	大杼	绝骨

【速记】门中耽搁,陵渊大绝。

【歌诀】脏会章门腑中脘,气会膻中血膈俞,筋会阳陵脉太渊,骨会大杼髓绝骨。

(九)八脉交会穴

八脉交会穴,是指奇经八脉与十二正经脉气相通的八个腧穴。八脉交会穴均位于腕踝部的附近,见表 6-16。

表 6-16 八脉交会穴表

经属	八穴	通八脉	治疗部位
足太阴	公孙	冲脉	胃、心、胸
手厥阴	内关	阴维脉	
手少阳	外关	阳维脉	目内眦、颊、颈、耳后、肩
足少阳	足临泣	带脉	
手太阳	后溪	督脉	目内眦、颈、耳、肩胛
足太阳	申脉	阳跷脉	
手太阴	列缺	任脉	胸、肺、膈、喉咙
足少阴	照海	阴跷脉	

【速记】溪缺公孙足临泣,照海申脉内外关。

【歌诀】公孙冲脉胃心胸,内关阴维下总同;临泣胆经连带脉,阳维目锐外关逢;后溪督脉内眦颈,申脉阳跷络亦通;列缺任脉行肺系,阴跷照海膈喉咙。

(十)交会穴

交会穴是指两经或数经相交会合的腧穴,多分布于头面、躯干部。交会穴不但能治本经病,还能兼治所交经脉的病症。

五、腧穴定位方法

1.简便取穴法

临床中有一些常用的简便取穴方法。如站立位时,垂手中指端取风市。

2.体表标志定位法

体表标志定位法主要指分布于全身体表的骨性和肌性标志,可分为固定标志和活动标志两类。

固定标志:利用五官、乳头、脐窝和骨节凸起、凹陷及肌肉隆起等固定标志来取穴的方法。如两眉中间取印堂。

活动标志:利用关节、肌肉、皮肤随活动而出现的孔隙、凹陷、皱纹等活动标志来取穴的方法。如张口位取听宫。

3.“指寸”定位法

“指寸”定位法指以被取穴者的手指所规定的分寸以量取腧穴的方法,又称为“同身寸”。

中指同身寸:被取穴者屈中指,取中指中节桡侧两端纹头之间的宽度作为1寸。(图6-3)

拇指同身寸:被取穴者伸直拇指,以被取穴者拇指的指骨关节的宽度作为1寸。(图6-3)

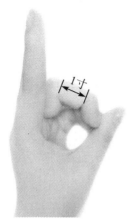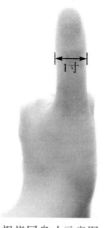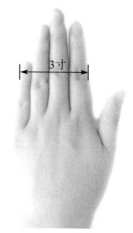

中指同身寸示意图　　　拇指同身寸示意图　　　横指同身寸示意图

图6-3　“指寸”定位法

横指同身寸:被取穴者手示、中、环、小指四指并拢,以中指中节横纹为准,其四指的宽度作为3寸,又称"一夫法"。(图6-3)

4."骨度"折量定位法

"骨度"折量定位法是以体表骨节为主要标志测量全身各部的长度和宽度,并依其尺寸按比例折算作为定穴的标准。全身各部的骨度折量寸见表6-17、图6-4。

表6-17 "骨度"折量寸表

部位	起止点	折量寸
头面部	前发际正中至后发际正中	12
	两额角发际(头维)之间	9
	耳后两乳突(完骨)之间	9
胸腹胁部	胸骨上窝(天突)至剑胸联合中点(歧骨)	9
	剑胸结合中点(歧骨)至脐中	8
	脐中至耻骨联合上缘(曲骨)	5
	两乳头之间	8
背腰部	肩胛骨内缘至后正中线	3
上肢	腋前、后纹头至肘横纹(平尺骨鹰嘴)	9
	肘横纹(尺骨鹰嘴)至腕掌(背)侧远端横纹	12
下肢部	髌底至髌尖	2
	耻骨联合上缘至髌底	18
	腘横纹(平髌尖)至内踝尖	15
	股骨大转子至腘横纹(平髌尖)	19
	腘横纹(平髌尖)至外踝尖	16

【速记】"上肢9、12,胸腹9、8、5。下内20与15,下外19与16"。耻骨联合上缘至腘横纹、腘横纹至内踝尖分别为20与15寸,股骨大转子至腘横纹、腘横纹至内踝尖分别为19与16寸。此处把髌底至髌尖的距离合并到耻骨联合上缘至髌尖的距离(20=18+2),速记较简单。

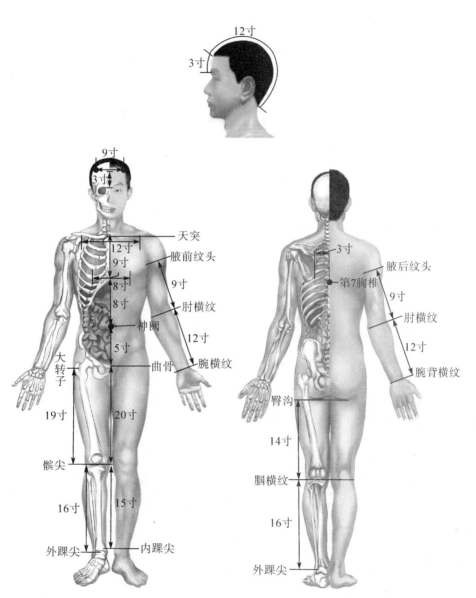

图 6-4 "骨度"折量寸示意图

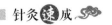

第三节　常用腧穴作用归类

临床中,一部分腧穴在某些特殊证型或病症中应用广泛,它们的主治特点也有一定的规律,临床常用腧穴的作用归类如表6-18所示。

表6-18　常用腧穴的作用归类

功效	常用腧穴
急救穴	十宣、人中、内关、劳宫、涌泉
补气穴	足三里、神阙、气海、关元
补血穴	足三里、三阴交、血海
补阴穴	三阴交、太溪、复溜
补阳穴	百会、神阙、关元、命门、腰阳关
理气穴	膻中、太冲、内关、俞府、脾俞
理血穴	膈俞、血海、局部穴
调经穴	三阴交、关元、血海、膈俞
发汗穴	合谷(补)、复溜(泻)
止汗穴	合谷(泻)、复溜(补)
清热穴	十宣、大椎、曲池、鱼际
消食穴	足三里、中脘、天枢
祛痰穴	丰隆、中脘、内关
止咳穴	肺俞、中府、孔最
通便穴	天枢、大肠俞、支沟、照海
止泻穴	三阴交、天枢、大肠俞、神阙
降压穴	太溪、太冲、曲池、涌泉
减肥穴	天枢、丰隆、颊车、带脉、滑肉门
美容穴	三阴交、合谷、四白、局部穴
安神穴	三阴交、神门、印堂、内关、安眠

第七章　经络腧穴各论

第一节　手三阴经经络与腧穴

　　手三阴经从胸走手,大部分腧穴位于上肢内侧。手三阴经在上肢的循行规律:肺经循行于内前侧,心包经循行于内侧中间,心经循行于内后侧。手三阴经经络循行比较见图 7－1,主治规律比较见表 7－1。

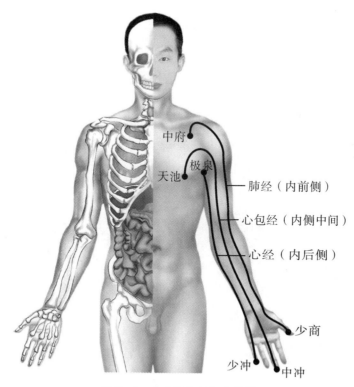

图 7－1　手三阴经循行示意图

表7-1　手三阴经主治规律

手三阴经	主治规律
肺经	肺、喉、胸部病
心包经	心、胃、胸部、神志病
心经	心、胸部、神志病

【速记】腧穴主治规律:既治疗本经循行部位的疾病,也治疗其所属脏腑的疾病。

一、手太阴肺经(LU)

(一)速记图解

手太阴肺经循行示意图见图7-2。

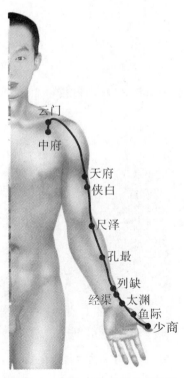

图7-2　手太阴肺经循行示意图

(二)腧穴定位与主治

1.中府(LU1)　肺募穴

【定位】在胸部,横平第1肋间隙,锁骨下窝外侧,前正中线旁开6寸。(图7-3)

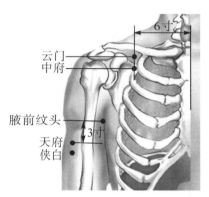

图7-3　中府、云门、天府、侠白穴位图

【主治】咳嗽,气喘,胸痛,肩背痛。

【操作】向外斜刺或平刺0.5～0.8寸,不可向内深刺,以免伤及肺脏。

【注意】胸部腧穴针刺操作多为向外斜刺或平刺0.3～0.8寸,不可向内深刺,以免伤及肺脏。

2.云门(LU2)

【定位】在胸部,锁骨下窝凹陷中,肩胛骨喙突内缘,前正中线旁开6寸。(图7-3)

【主治】咳嗽,气喘,胸痛,肩痛。

【操作】向外斜刺0.5～0.8寸,不可向内深刺,以免伤及肺脏而引起气胸。

3.天府(LU3)

【定位】在臂前区,腋前纹头下3寸肱二头肌桡侧缘处。(图7-3、图7-4)

【主治】咳嗽,气喘,鼻衄,上臂内侧疼痛。

【操作】直刺0.5～1寸。

【速记】按照图7-4记忆,肱二头肌中间为天泉,外侧为天府、侠白,内侧为青灵,分别为腋前纹头下2、3、4、6寸。

【注意】腰腹部、四肢部针刺操作多为直刺或斜刺,深度0.3～3.0寸(灵活应用)。

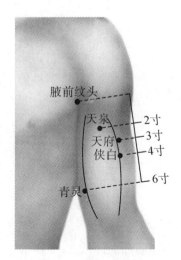

图 7-4 天府、侠白及其邻近部位易混淆的穴位

4.侠白(LU4)

【定位】在臂前区,肱二头肌桡侧缘,天府下 1 寸。(图 7-3、图 7-4)

【主治】咳嗽,气喘,上臂内侧痛。

【操作】直刺 0.5～1 寸。

5.尺泽(LU5) 合穴

【定位】在肘区,肘横纹上,肱二头肌腱桡侧缘凹陷中。(图 7-5)

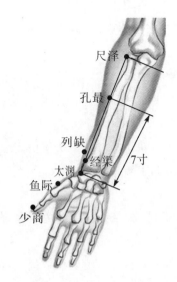

图 7-5 尺泽、孔最、列缺、经渠、太渊、鱼际、少商穴位图

【主治】咳嗽,咽喉肿痛,肘臂挛痛,小儿吐泻。

【操作】直刺 0.5～0.8 寸,或点刺出血,尤其可用于治疗急性咽喉肿痛及急性吐泻、中暑、小儿惊风等。

6. 孔最(LU6)　郄穴

【定位】在前臂前区,腕掌侧远端横纹上 7 寸,尺泽与太渊连线上。(图 7-5)

【主治】咳嗽,咳血,鼻衄,咽喉肿痛,肘臂挛痛。

【操作】直刺 0.5～1 寸。

【速记】孔,窍也,"七窍出血",即孔最为腕掌侧远端横纹上 7 寸,治疗血证。

7. 列缺(LU7)　络穴;八脉交会穴,通任脉

【定位】在前臂,腕掌侧远端横纹上 1.5 寸,拇短伸肌腱与拇长展肌腱之间,拇长展肌腱沟的凹陷中。(图 7-5)

【主治】咳嗽,咽喉肿痛,头痛,项强,口眼㖞斜。

【操作】向上斜刺 0.5～0.8 寸。

【速记】肺经分支由此分"裂"而别行,故名。

8. 经渠(LU8)　经穴

【定位】在前臂前区,腕掌侧远端横纹上 1 寸,桡骨茎突与桡动脉之间。(图 7-5)

【主治】咳嗽,气喘,胸痛,咽喉肿痛,手腕痛。

【操作】避开桡动脉,直刺 0.3～0.5 寸。

9. 太渊(LU9)　输穴;原穴;八会穴(脉会)

【定位】在腕前区,桡骨茎突与舟状骨之间,拇长展肌腱尺侧凹陷中。(图 7-5)

【主治】咳喘,咳血,咽喉肿痛,无脉症,腕臂痛。

【操作】避开桡动脉,直刺 0.3～0.5 寸。

10. 鱼际(LU10)　荥穴

【定位】在手外侧,第一掌骨桡侧中点赤白肉际处。(图 7-5)

【主治】咳嗽,咳血,咽喉肿痛,发热,掌中热,小儿疳积。

【操作】直刺 0.5～0.8 寸。

11. 少商(LU11)　井穴

【定位】在手指,拇指末节桡侧,指甲根角侧上方 0.1 寸(指寸)。(图 7-5)

【主治】咽喉肿痛,鼻衄,高热,昏迷,手指麻木。

【操作】浅刺 0.1 寸,或点刺出血。

【速记】少商为肺经末穴,气少而不充,故名。商,五音中对应肺。

(三)小结

1.常用腧穴的主治特点

手太阴肺经常用腧穴的主治见表 7-2。

表 7-2　手太阴肺经常用腧穴的主治

疾病	常用腧穴	疾病	常用腧穴
咳嗽	中府、太渊、鱼际	咳血	孔最、太渊
咽喉肿痛	少商(点刺)、鱼际	头项痛	列缺
扁桃体炎	少商(点刺)、尺泽	急性吐泻	尺泽

2.手太阴肺经经穴歌(共 11 穴)

(1)中府云门天府诀,侠白尺泽孔最接,列缺经渠太渊穴,鱼际少商如韭叶。

(2)中府云门天下吃[①],孔雀经常怨鱼商[②]。

注:①指天府、侠白、尺泽。②指孔最、列缺、经渠、太渊、鱼际、少商。

二、手厥阴心包经(PC)

(一)速记图解

手厥阴心包经循行示意图见图 7-6。

(二)腧穴定位与主治

1.天池(PC1)

【定位】在胸部,第 4 肋间隙,前正中线旁开 5 寸。(图 7-7)

【主治】咳嗽,气喘,乳痈,乳少,胁肋胀痛。

【操作】斜刺或平刺 0.3~0.5 寸,不可深刺,以免伤及心、肺。

【速记】胸部带"氵"的穴位都在第 4 肋间隙,由于第 4 肋间隙横对乳头,胸部只有乳头才能产生带"氵"的物质,所以天池、渊腋、天溪都在第 4 肋间隙。

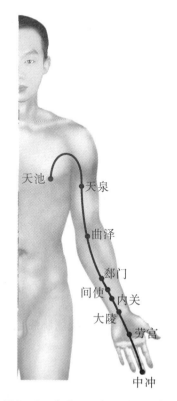

图7-6　手厥阴心包经循行示意图

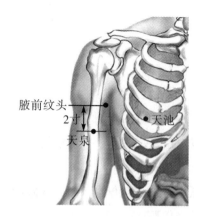

图7-7　天池、天泉穴位图

2.天泉(PC2)

【定位】在臂前区,腋前纹头下2寸,肱二头肌的长、短头之间。(图7-7)

【主治】上臂内侧痛,心痛,咳嗽,胸胁胀痛。

【操作】直刺1～1.5寸。

【速记】肱二头肌长、短头(2头)之间,即天泉在腋前纹头下2寸。

3.曲泽(PC3)　合穴

【定位】在肘前区,肘横纹上,肱二头肌腱的尺侧缘凹陷中。(图7-8)

【主治】心痛,热病,胃痛,吐泻,肘臂疼痛。

【操作】直刺1～1.5寸。

【速记】肱二头肌腱尺侧缘凹陷为曲泽,桡侧缘凹陷为尺泽(肺经)。

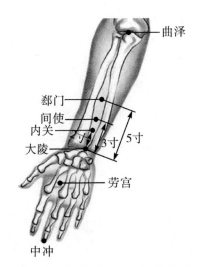

图 7-8　曲泽、郄门、间使、内关、大陵、劳宫、中冲穴位图

4.郄门（PC4）　郄穴

【定位】在前臂前区,腕掌侧远端横纹上5寸,掌长肌腱与桡侧腕屈肌腱之间。（图7-8）

【主治】心痛,心悸,呕血,咳血,衄血,癫痫。

【操作】直刺0.5～1寸。

5.间使（PC5）　经穴

【定位】在前臂前区,腕掌侧远端横纹上3寸,掌长肌腱与桡侧腕屈肌腱之间。（图7-8）

【主治】心痛,心悸,胃痛,呕吐,热病。

【操作】直刺0.5～1寸。

6.内关（PC6）　络穴;八脉交会穴,通阴维脉

【定位】在前臂前区,腕掌侧远端横纹上2寸,掌长肌腱与桡侧腕屈肌腱之间。（图7-8）

【主治】心痛,心悸,胸闷,失眠,胃痛,呕吐,呃逆,肘臂挛痛。

【操作】直刺0.5～1寸。

【速记】前臂内侧2、3、5,内关间使和郄门。

7.大陵（PC7）　输穴;原穴

【定位】在腕前区,腕掌侧远端横纹中,掌长肌腱与桡侧腕屈肌腱之间。

（图 7 - 8）

【主治】心痛，心悸，胃痛，呕吐，手腕痛。

【操作】直刺 0.3～0.5 寸。

8. 劳宫（PC8）　荥穴

【定位】在掌区，横平第 3 掌指关节近端，第 2、3 掌骨之间偏于第 3 掌骨。握拳屈指时，中指尖点到处，第 3 掌骨桡侧。（图 7 - 8）

【主治】中风昏迷，中暑，心痛，呕吐，鹅掌风。

【操作】直刺 0.3～0.5 寸。急救要穴之一。

【速记】劳宫，劳作的中心。

9. 中冲（PC9）　井穴

【定位】在手指，中指末端最高点。（图 7 - 8）

【主治】中风昏迷，中暑，小儿惊风，热病。

【操作】浅刺 0.1 寸，或点刺出血。急救要穴之一。

【速记】中冲，中指尖冲出。

(三)小结

1. 常用腧穴的主治特点

手厥阴心包经常用腧穴的主治特点见表 7 - 3。

表 7 - 3　手厥阴心包经常用腧穴的主治特点

疾病	常用腧穴
心、胸、胃疾病	曲泽、郄门、间使、内关
神志病	间使、内关、劳宫、中冲
醒脑开窍	内关（配水沟、三阴交）
急性扁桃体炎	尺泽（点刺）、曲泽（刺络）
妊娠呕吐	内关（生姜外敷）

2. 手厥阴心包经经穴歌（共 9 穴）

(1)心包九穴手厥阴，天池天泉曲泽深，郄门间使内关穴，大陵劳宫中冲寻。

(2)天池天泉娶西门①，间使内关呆宫中②。

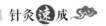

注：①指曲泽、郄门。②指大陵、劳宫、中冲。

三、手少阴心经（HT）

（一）速记图解

手少阴心经循行示意图见图 7-9。

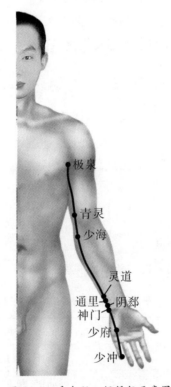

图 7-9　手少阴心经循行示意图

（二）腧穴定位与主治

1. 极泉（HT1）

【定位】在腋区，腋窝中央，腋动脉搏动处。（图 7-10）

【主治】心痛，心悸，胸闷气短，肩臂疼痛。

【操作】上臂外展，避开腋动脉，直刺 0.5～0.8 寸。

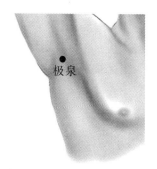

图 7 - 10　极泉穴位图

2.青灵(HT2)

【定位】在臂前区,肘横纹上 3 寸,肱二头肌的内侧沟中。(图 7 - 11)

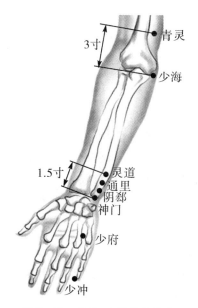

图 7 - 11　青灵、少海等穴位图

【主治】头痛,胁痛,肩臂疼痛,目视不明。

【操作】直刺 0.5～1 寸。

3.少海(HT3)　合穴

【定位】在肘前区,横平肘横纹,肱骨内上髁前缘。(图 7 - 11)

【主治】心痛,腋胁痛,肘臂挛痛麻木。

【操作】直刺 0.5～1 寸。

【速记】"少"海穴位于"少"阴经,"小"海穴位于"小"肠经。

4.灵道(HT4)　经穴

【定位】在前臂前区,腕掌侧远端横纹上 1.5 寸,尺侧腕屈肌腱的桡侧缘。(图 7 - 11)

【主治】心悸,舌强不语,肘臂挛痛,手指麻木。

【操作】直刺 0.3～0.5 寸。不宜深刺,以免伤及血管和神经。留针时,不可做屈腕动作。

【速记】"道通郄门",即灵道、通里、阴郄、神门,其间隔均为 0.5 寸。

5.通里(HT5)　络穴

【定位】在前臂前区,腕掌侧远端横纹上 1 寸,尺侧腕屈肌腱的桡侧缘。(图 7 - 11)

【主治】心悸,怔忡,暴喑,舌强不语,腕臂痛。

【操作】直刺 0.3～0.5 寸。不宜深刺,以免伤及血管和神经。留针时,不可做屈腕动作。

6.阴郄(HT6)　郄穴

【定位】在前臂前区,腕掌侧远端横纹上 0.5 寸,尺侧腕屈肌腱的桡侧缘。(图 7 - 11)

【主治】心痛,惊悸,吐血,衄血,骨蒸盗汗。

【操作】直刺 0.3～0.5 寸。不宜深刺,以免伤及血管和神经。留针时,不可做屈腕动作。

7.神门(HT7)　输穴;原穴

【定位】在腕前区,腕掌侧远端横纹尺侧端,尺侧腕屈肌腱的桡侧缘。(图 7 - 11)

【主治】失眠,健忘,心痛,惊悸,腕臂痛。

【操作】直刺 0.3～0.5 寸。

8.少府(HT8)　荥穴

【定位】在手掌,横平第 5 掌指关节近端,第 4、5 掌骨之间。握拳时,小指尖所指处。(图 7 - 11)

【主治】心悸,胸痛,遗尿,小便不利,小指挛痛,掌中热。

【操作】直刺 0.3～0.5 寸。

9.少冲(HT9)　井穴

【定位】在手指,小指末节桡侧,指甲根角侧上方0.1寸(指寸)。(图7-12)

【主治】心悸,心痛,热病,昏迷,胸胁痛。

【操作】浅刺0.1寸,或点刺出血。

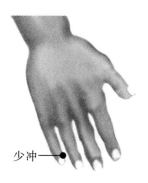

少冲——

图7-12　少冲穴位图

(三)小结

1.常用腧穴主治特点

手少阴心经常用腧穴的主治特点见表7-4。

表7-4　手少阴心经常用腧穴的主治特点

疾病	常用腧穴	疾病	常用腧穴
心脏病	极泉、阴郄、神门	舌咽病	通里、阴郄
高血压	阴郄、曲池透少海	失眠	神门(配印堂)

2.手少阴心经经穴歌(共9穴)

(1)心经九穴手少阴,极泉青灵少海深,灵道通里阴郄穴,神门少府少冲寻。

(2)心经极泉去青海①,到通郄门寻二少②。

注:①指青灵、少海。②指灵道、通里、阴郄、神门、少府、少冲。

四、本节规律总结

1.腕掌侧横纹及其以上诸穴的比较

腕掌侧横纹及其以上诸穴的比较见表7-5。

表7-5 腕掌侧横纹及其以上诸穴的比较

部位	肺经(内前侧)	心包经(内侧中间)	心经(内后侧)
腕掌侧远端横纹	太渊	大陵	神门
腕掌侧远端横纹上0.5寸	—	—	阴郄
腕掌侧远端横纹上1寸	经渠	—	通里
腕掌侧远端横纹上1.5寸	列缺	—	灵道
腕掌侧远端横纹上2寸	—	内关	
腕掌侧远端横纹上3寸	—	间使	
腕掌侧远端横纹上5寸	—	郄门	
腕掌侧远端横纹上7寸	孔最	—	—

2.肘横纹内侧及其以上诸穴的比较

肘横纹内侧及其以上诸穴的比较见表7-6。

表7-6 肘横纹内侧及其以上诸穴的比较

部位	肺经(内前侧)	心包经(内侧中间)	心经(内后侧)
肘横纹	尺泽	曲泽	少海
肘横纹上3寸	—	—	青灵
肘横纹上5寸	侠白	—	—
肘横纹上6寸	天府	—	—
肘横纹上7寸	—	天泉	—

第二节 手三阳经经络与腧穴

本节讲述手三阳经,手三阳经从手走头面,大部分腧穴位于上肢外侧。手三阳经在上肢的循行规律:大肠经循行于外前侧,三焦经循行于外侧中间,小肠经循行于外后侧。手三阳经经络循行比较见图7-13,主治规律比较见表 7 - 7。

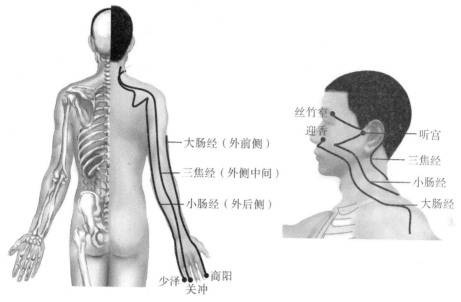

图 7 - 13　手三阳经循行示意图

表 7 - 7　手三阳经主治规律

手三阳经	主治规律
大肠经	前头、鼻、口、咽喉、热病
三焦经	侧头、胁肋、耳目、咽喉、热病
小肠经	后头、肩胛、耳目、咽喉、热病

一、手阳明大肠经(LI)

(一)速记图解

手阳明大肠经循行示意图见图 7 - 14。

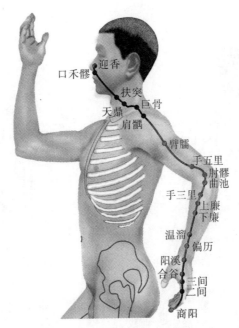

图 7-14　手阳明大肠经循行示意图

(二)腧穴定位与主治

1.商阳(LI1)　井穴

【定位】在手指,食指末节桡侧,指甲根角侧上方 0.1 寸(指寸)。(图 7-15)

【主治】咽喉肿痛,齿痛,热病,昏迷,手指麻木。

【操作】浅刺 0.1 寸,或点刺出血。

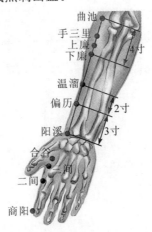

图 7-15　商阳、二间等穴位图

2.二间(LI2)　荥穴

【定位】在手指,第2掌指关节桡侧远端赤白肉际处。(图7-15)

【主治】咽喉肿痛,齿痛,鼻衄,热病。

【操作】直刺0.2～0.3寸。

3.三间(LI3)　输穴

【定位】在手背,第2掌指关节桡侧近端凹陷中。(图7-15)

【主治】齿痛,咽喉肿痛,腹胀,肠鸣,嗜睡。

【操作】直刺0.3～0.5寸。

4.合谷(LI4)　原穴

【定位】在手背,第2掌骨桡侧的中点处。(图7-15)

【主治】头痛,齿痛,咽喉肿痛,目赤肿痛,口眼㖞斜,热病,无汗,多汗,滞产,腹痛,便秘,上肢不遂,诸痛证。

【操作】直刺0.5～1寸,针刺时手呈半握拳状。孕妇不宜针刺。

5.阳溪(LI5)　经穴

【定位】在腕区,腕背侧远端横纹桡侧,桡骨茎突远端解剖学"鼻烟窝"凹陷中。手拇指充分外展和后伸时,手背外侧部拇长伸肌腱与拇短伸肌腱之间的凹陷中。(图7-15)

【主治】手腕痛,头痛,目痛,咽喉肿痛。

【操作】直刺0.5～0.8寸。

【速记】"羊吃谷,大三小。"即阳溪、阳池、阳谷分别属于大肠经、三焦经、小肠经。

6.偏历(LI6)　络穴

【定位】在前臂,腕背侧远端横纹上3寸,阳溪与曲池连线上。(图7-15)

【主治】目赤,耳聋,耳鸣,喉痛,手臂酸痛。

【操作】直刺或斜刺0.5～0.8寸。

7.温溜(LI7)　郄穴

【定位】在前臂,腕背侧远端横纹上5寸,阳溪与曲池连线上。(图7-15)

【主治】头痛,面肿,咽喉肿痛,腹痛,手臂酸痛。

【操作】直刺0.5～1寸。

【速记】谐音速记,"温""五",即温溜为腕背侧远端横纹上5寸。

8. 下廉(LI8)

【定位】在前臂,肘横纹下 4 寸,阳溪与曲池连线上。(图 7－15)

【主治】头痛,眩晕,目痛,腹痛,肘臂痛。

【操作】直刺 0.5～1 寸。

9. 上廉(LI9)

【定位】在前臂,肘横纹下 3 寸,阳溪与曲池连线上。(图 7－15)

【主治】肘臂痛,半身不遂,腹痛,腹泻。

【操作】直刺 0.5～1 寸。

10. 手三里(LI10)

【定位】在前臂,肘横纹下 2 寸,阳溪与曲池连线上。(图 7－15)

【主治】手臂疼痛、无力,上肢瘫痪、麻木,齿痛颊肿,腹痛,腹泻。

【操作】直刺 0.8～1.2 寸。

【速记】手三里为肘横纹下 2 寸,手三里、上廉、下廉相距各为 1 寸。

11. 曲池(LI11)　　合穴

【定位】在肘区,尺泽与肱骨外上髁连线中点处。(图 7－15、图 7－16)

【主治】上肢不遂,手臂肿痛,热病,喉痛,齿痛,目赤痛,头痛,眩晕,瘾疹,湿疹,腹痛,吐泻。

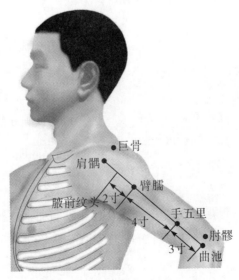

图 7－16　曲池、肘髎等穴位图

【操作】直刺 0.5～1 寸。

【速记】"两曲之间夹尺泽",即尺泽两侧为曲池、曲泽,牢记曲池定位,另外两穴可推出。肘横纹中的曲池、尺泽、曲泽定位易混淆。

12.肘髎(LI12)

【定位】在肘区,肱骨外上髁上缘,髁上嵴前缘。(图 7-16)

【主治】肘臂酸痛、麻木、挛急。

【操作】直刺 0.5～1 寸。

13.手五里(LI13)

【定位】在臂部,肘横纹上 3 寸,曲池与肩髃连线上。(图 7-16)

【主治】肘臂挛痛,瘰疬。

【操作】直刺 0.5～1 寸。

14.臂臑(LI14)

【定位】在臂部,曲池上 7 寸,三角肌前缘处。(图 7-16)

【主治】肩臂疼痛,瘰疬,目疾。

【操作】直刺或向上斜刺 0.8～1.5 寸。

【速记】"恼会输,大三小",即臂臑、臑会、臑俞分别属于大肠经、三焦经、小肠经。

15.肩髃(LI15)

【定位】在三角肌区,肩峰外侧缘前端与肱骨大结节两骨间凹陷中。(图 7-16)

【主治】上肢不遂,肩痛不举,瘾疹。

【操作】直刺或向下斜刺 0.8～1.5 寸。肩周炎宜向肩关节直刺,上肢不遂宜向三角肌方向斜刺。

【速记】"预料真(预料成真),大三小",即肩髃、肩髎、肩贞分别属于大肠经、三焦经、小肠经。

16.巨骨(LI16)

【定位】在肩胛区,锁骨肩峰端与肩胛冈之间凹陷中。(图 7-16)

【主治】肩臂挛痛不遂,瘰疬,瘿气。

【操作】直刺,微斜向外下方,进针 0.5～1 寸。直刺不可过深,以免刺入胸腔造成气胸。

17.天鼎(LI17)

【定位】在颈部,横平环状软骨,胸锁乳突肌后缘。(图 7-17)

【主治】咽喉肿痛,梅核气,瘰疬。

【操作】直刺 0.5～0.8 寸。

【速记】"天鼎与扶突、天牖与翳风、天窗与天容。"此三对穴在同一张图片中速记。

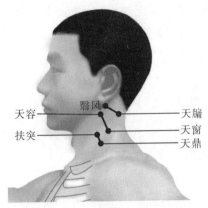

天容 翳风 天牖
扶突 天窗
天鼎

图 7-17 天鼎、扶突等穴位图

18. 扶突(LI18)

【定位】在胸锁乳突肌区,横平喉结,胸锁乳突肌的前、后缘中间。(图 7-17)

【主治】瘿气,咽喉肿痛,咳嗽,气喘。

【操作】直刺 0.5～0.8 寸。注意避开颈动脉,不可过深。一般不使用电针,以免引起迷走神经反应。

19. 口禾髎(LI19)

【定位】在面部,横平人中沟上 1/3 与下 2/3 交点,鼻孔外缘直下。(图 7-18)

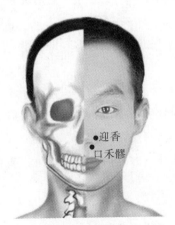

迎香
口禾髎

图 7-18 口禾髎、迎香穴位图

【主治】鼻塞,鼻衄,口㖞,口噤。

【操作】直刺或斜刺 0.3～0.5 寸。

【速记】"口和髎,大三小",即口禾髎、耳和髎、颧髎分别属于大肠经、三焦经、小肠经。

20.迎香(LI20)

【定位】在面部,鼻翼外缘中点旁,鼻唇沟中。(图 7-18)

【主治】鼻塞,鼻衄,口㖞,胆道蛔虫症。

【操作】略向内上方斜刺或平刺 0.3～0.5 寸。

(三)小结

1.常用腧穴的主治特点

手阳明大肠经常用腧穴的主治特点见表 7-8。

表 7-8　手阳明大肠经常用腧穴的主治特点

疾病	常用腧穴	疾病	常用腧穴
热病	合谷、商阳、曲池	鼻炎	迎香
胃肠病	合谷、曲池	牙痛	合谷
扁桃体炎	双侧商阳(点刺)	腿痛	手三里(压痛明显侧)
高血压	曲池、风池、行间	糖尿病	曲池、三阴交、足三里
多汗	合谷(泻)、复溜(补)	无汗	合谷(补)、复溜(泻)

【速记】合谷(阳经穴)、复溜(阴经穴),对于汗证,无汗补阳(合谷)泻阴(复溜),促进发汗;多汗则泻阳(合谷)补阴(复溜)。

2.手阳明大肠经经穴歌(共 20 穴)

手阳明穴起商阳,二间三间合谷藏,阳溪偏历温溜五①,下廉上廉三里长,曲池肘髎五里近,臂臑肩髃巨骨响,天鼎扶突禾髎接,鼻旁五分取迎香。

注:①指温溜穴在腕背侧远端横纹上 5 寸。

二、手少阳三焦经(TE)

(一)速记图解

手少阳三焦经循行示意图见图 7-19。

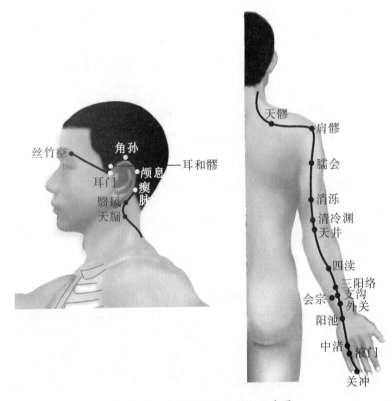

图 7-19　手少阳三焦经循行示意图

(二)腧穴定位与主治

1.关冲（TE1）　井穴

【定位】在手指,第4指末节尺侧,指甲根角侧上方0.1寸(指寸)。(图7-20)

【主治】头痛,耳聋,喉痹,热病,中暑。

【操作】浅刺0.1寸,或点刺出血。急救要穴之一。

2.液门（TE2）　荥穴

【定位】在手背,第4、5指间,指蹼缘上方赤白肉际凹陷中。(图7-20)

【主治】头痛,目赤,耳聋,喉痹,热病。

【操作】直刺0.3～0.5寸。

3.中渚（TE3）　输穴

【定位】在手背,第4、5掌骨间,第4掌指关节近端凹陷中。(图7-20)

【主治】头痛,耳疾,目赤,喉痛,肘臂肩背疼痛。

【操作】直刺 0.3～0.5 寸。

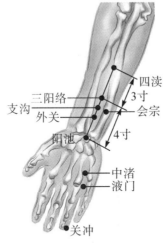

图 7 - 20　关冲、液门等穴位图

4.阳池(TE4)　原穴

【定位】在腕后区,腕背侧远端横纹上,指伸肌腱的尺侧缘凹陷中。(图 7 - 20)

【主治】耳聋,目赤,喉痹,消渴,腕痛。

【操作】直刺 0.3～0.5 寸。

5.外关(TE5)　络穴;八脉交会穴,通阳维脉

【定位】在前臂后区,腕背侧远端横纹上 2 寸,尺骨与桡骨间隙中点。(图 7 - 20)

【主治】热病,头痛,目赤,耳鸣,耳聋,胸胁痛,上肢痿痹。

【操作】直刺 0.5～1 寸。

【速记】"前臂外中(外侧尺骨和桡骨中间)2、3、4,外关支沟三阳络",对比内关速记。

6.支沟(TE6)　经穴

【定位】在前臂后区,腕背侧远端横纹上 3 寸,尺骨与桡骨间隙中点。(图 7 - 20)

【主治】便秘,落枕,热病,胁肋痛,耳鸣,耳聋。

【操作】直刺 0.5～1 寸。

7.会宗(TE7)　郄穴

【定位】在前臂后区,腕背侧远端横纹上 3 寸,尺骨的桡侧缘。(图 7 - 20)

【主治】耳鸣,耳聋,癫痫,上肢痹痛。

【操作】直刺 0.5～1 寸。

8. 三阳络(TE8)

【定位】在前臂后区,腕背侧远端横纹上 4 寸,尺骨与桡骨间隙中点。(图 7 - 20)

【主治】耳聋,暴喑,齿痛,上肢痹痛。

【操作】直刺 0.5～1 寸。

9. 四渎(TE9)

【定位】在前臂后区,肘尖下 5 寸,尺骨与桡骨间隙中点。(图 7 - 20)

【主治】耳聋,齿痛,喉痛,偏头痛,上肢痹痛。

【操作】直刺 0.5～1 寸。

【速记】"4(四)＋3(氵)＝7,穴名分解速记",四渎在腕背侧远端横纹上 7 寸,即肘尖下 5 寸。

10. 天井(TE10)　合穴

【定位】在肘后区,肘尖上 1 寸凹陷处。(图 7 - 21)

【主治】耳聋,偏头痛,癫痫,肘臂痛。

【操作】直刺 0.5～1 寸。

【速记】上臂外中 1、2、5,天井清冷渊消泺。

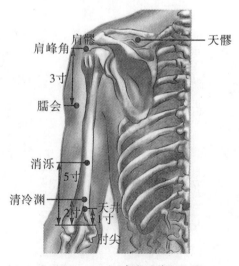

图 7 - 21　天井、清冷渊等穴位图

11.清冷渊(TE11)

【定位】在臂后区,肘尖与肩峰角连线上,肘尖上 2 寸。(图 7-21)

【主治】头痛,目痛,胁痛,肩臂痛。

【操作】直刺 0.5～1 寸。

12.消泺(TE12)

【定位】在臂后区,肘尖与肩峰角连线上,肘尖上 5 寸。(图 7-21)

【主治】头痛,齿痛,项强,肩臂痛。

【操作】直刺 0.8～1.2 寸。

13.臑会(TE13)

【定位】在臂后区,肩峰角下 3 寸,三角肌的后下缘。(图 7-21)

【主治】瘿气,瘰疬,上肢痿痹。

【操作】直刺 0.8～1.2 寸。

14.肩髎(TE14)

【定位】在三角肌区,肩峰角与肱骨大结节两骨间凹陷中。当臂外展时,于肩峰后下方呈现凹陷处。(图 7-21)

【主治】肩臂挛痛不遂。

【操作】直刺 0.8～1.2 寸。

15.天髎(TE15)

【定位】在肩胛区,肩胛骨上角骨际凹陷中。(图 7-21)

【主治】肩臂痛,颈项强痛。

【操作】直刺 0.5～1 寸。

16.天牖(TE16)

【定位】在颈部,横平下颌角,胸锁乳突肌的后缘凹陷中。(图 7-22)

【主治】头痛,项强,目眩,耳聋。

【操作】直刺 0.5～1 寸。

17.翳风(TE17)

【定位】在颈部,耳垂后方,乳突下端前方凹陷中。(图 7-22)

【主治】耳鸣,耳聋,口㖞,齿痛,颊肿。

【操作】直刺 0.5～1 寸。

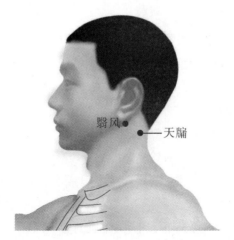

图 7-22 天牖、翳风穴位图

18. 瘈脉(TE18)

【定位】在头部,乳突中央,角孙与翳风沿耳轮弧形连线的上 2/3 与下 1/3 的交点处。(图 7-23)

【主治】头痛,耳鸣,耳聋,小儿惊风。

【操作】平刺 0.3～0.5 寸,或点刺静脉出血。

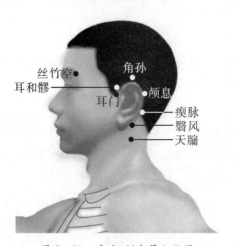

图 7-23 瘈脉、颅息等穴位图

19. 颅息(TE19)

【定位】在头部,角孙与翳风沿耳轮弧形连线的上 1/3 与下 2/3 的交点处。(图 7-23)

【主治】头痛,耳鸣,耳聋,小儿惊风。

【操作】平刺 0.3～0.5 寸。

20.角孙(TE20)

【定位】在头部,耳尖正对发际处。(图 7-23)

【主治】目翳,齿痛,痄腮,偏头痛,项强。

【操作】平刺 0.3～0.5 寸。

21.耳门(TE21)

【定位】在耳区,耳屏上切迹与下颌骨髁突之间的凹陷中。(图 7-23)

【主治】耳鸣,耳聋,齿痛。

【操作】微张口,直刺 0.5～1 寸。

【速记】"焦小胆,门宫会",焦小胆(这人),开门进宫开会,即耳门、听宫、听会分别属于三焦经、小肠经、胆经。

22.耳和髎(TE22)

【定位】在头部,鬓发后缘,耳郭根的前方,颞浅动脉的后缘。(图 7-23)

【主治】头痛,耳鸣,牙关紧闭,口㖞。

【操作】避开动脉,斜刺或平刺 0.3～0.5 寸。

23.丝竹空(TE23)

【定位】在面部,眉梢凹陷中。(图 7-23)

【主治】头痛,眩晕,目赤肿痛,眼睑瞤动,口㖞。

【操作】平刺 0.3～0.5 寸。

【速记】眉毛像一片竹叶,眉头为攒竹,眉梢为丝竹空。

(三)小结

1.常用腧穴的主治特点

手少阳三焦经常用腧穴的主治特点见表 7-9。

表 7-9　手少阳三焦经常用腧穴的主治特点

疾病	常用腧穴	疾病	常用腧穴
目疾	关冲、液门	热病	关冲、中渚、支沟
偏头痛	丝竹空、角孙、外关	便秘	支沟(配照海)
耳疾	翳风、液门、中渚	腮腺炎	角孙(灯火灸)

2.手少阳三焦经经穴歌(共23穴)

关冲液门中渚旁,阳池外关支沟行,会宗三阳四渎长,天井清冷渊消泺,臑会肩髎天髎堂,天牖翳风瘈脉上,颅息角孙耳门乡,耳和髎穴丝竹详。

三、手太阳小肠经(SI)

(一)速记图解

手太阳小肠经循行示意图见图7-24。

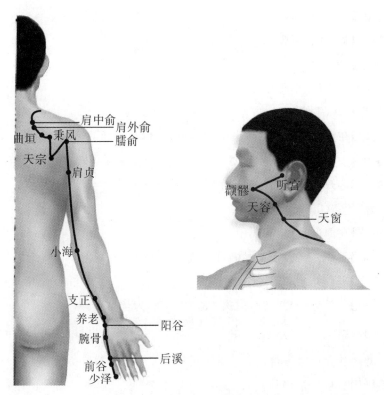

图7-24 手太阳小肠经循行示意图

(二)腧穴定位与主治

1.少泽(SI1) 井穴

【定位】在手指,小指末节尺侧,指甲根角侧上方0.1寸。(图7-25)

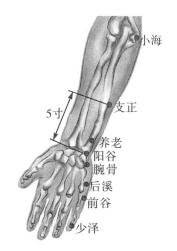

图 7 - 25　少泽、前谷等穴位图

【主治】头痛，目翳，耳疾，热病，乳汁少。

【操作】浅刺 0.1 寸，或点刺出血。孕妇慎用。

2. 前谷(SI2)　荥穴

【定位】在手指，第 5 掌指关节尺侧远端赤白肉际凹陷中。(图 7 - 25)

【主治】头痛，目痛，耳鸣，咽喉肿痛，热病，乳少。

【操作】直刺 0.3～0.5 寸。

3. 后溪(SI3)　输穴；八脉交会穴，通督脉

【定位】在手内侧，第 5 掌指关节尺侧近端赤白肉际凹陷中。(图 7 - 25)

【主治】头项强痛，落枕，耳聋，盗汗，手指挛急。

【操作】直刺 0.5～0.8 寸。治手指挛痛可透刺合谷穴。

【速记】本穴位于感情线起始端。

4. 腕骨(SI4)　原穴

【定位】在腕区，第 5 掌骨底与三角骨之间的赤白肉际凹陷中。(图 7 - 25)

【主治】头项强痛，耳疾，消渴，热病，指挛腕痛。

【操作】直刺 0.3～0.5 寸。

5. 阳谷(SI5)　经穴

【定位】腕后区，尺骨茎突与三角骨之间的凹陷中。(图 7 - 25)

【主治】头痛，目眩，耳鸣，耳聋，热病，腕臂痛。

【操作】直刺 0.3～0.5 寸。

6.养老(SI6)　郄穴

【定位】在前臂区后,腕背横纹上1寸,尺骨头桡侧凹陷中。(图7-25)

【主治】目视不明,头痛,肩背肘臂痛,急性腰痛。

【操作】以掌心向胸姿势,直刺0.5～0.8寸。

【速记】本穴可治疗老年人目不明,耳不聪,故名。

7.支正(SI7)　络穴

【定位】在前臂后区,腕背侧远端横纹上5寸,尺骨尺侧与尺侧腕屈肌之间。(图7-25)

【主治】头项强痛,肘臂酸痛,目眩,热病。

【操作】直刺或斜刺0.5～0.8寸。

【速记】"正"字,5画,即支正在腕背侧远端横纹上5寸。

8.小海(SI8)　合穴

【定位】在肘后区,尺骨鹰嘴与肱骨内上髁之间凹陷中。(图7-25)

【主治】肘臂疼痛,癫痫。

【操作】直刺0.3～0.5寸。

9.肩贞(SI9)

【定位】在肩胛区,肩关节后下方,腋后纹头直上1寸。(图7-26)

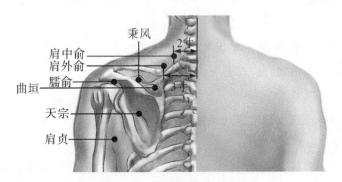

图7-26　肩贞、臑俞等穴位图

【主治】肩背疼痛,手臂麻痛不举,耳鸣。

【操作】向外斜刺1～1.5寸。

【速记】"一针(贞)见(肩)血",即肩贞为腋后纹头直上1寸。

10.臑俞(SI10)

【定位】在肩胛区,腋后纹头直上,肩胛冈下缘凹陷中。(图7-26)

【主治】肩臂疼痛,瘰疬。

【操作】向前直刺 1～1.2 寸。

11. 天宗(SI11)

【定位】在肩胛区,肩胛冈中点与肩胛骨下角连线上 1/3 与中 2/3 交点凹陷中。(图 7 - 26)

【主治】肩胛疼痛,肘臂痛,乳痈,咳喘。

【操作】直刺或向四周斜刺 0.5～1 寸。

【速记】教材中出现的连线上 1/3 与中 2/3 的穴位有天宗、人中、口禾髎、箕门。

12. 秉风(SI12)

【定位】在肩胛区,肩胛冈中点上方冈上窝中。(图 7 - 26)

【主治】肩胛疼痛,手臂酸痛。

【操作】直刺或斜刺 0.5～0.8 寸。

13. 曲垣(SI13)

【定位】在肩胛区,肩胛冈内侧端上缘凹陷中。(图 7 - 26)

【主治】肩胛、项背疼痛、拘挛。

【操作】直刺或向外下方斜刺 0.5～0.8 寸。

14. 肩外俞(ST14)

【定位】在脊柱区,第 1 胸椎棘突下,后正中线旁开 3 寸。(图 7 - 26)

【主治】肩背疼痛,颈项强急。

【操作】向外斜刺 0.5～0.8 寸。

【速记】肩外俞正对膀胱经第二侧线。

15. 肩中俞(SI15)

【定位】在脊柱区,第 7 颈椎棘突下,后正中线旁开 2 寸。(图 7 - 26)

【主治】咳嗽,气喘,肩背疼痛,目视不明。

【操作】直刺或向外斜刺 0.5～0.8 寸。

【速记】肩中俞为十二正经背部唯一旁开 2 寸的穴位。

16. 天窗(SI16)

【定位】在颈部,横平喉结,胸锁乳突肌的后缘。(图 7 - 27)

【主治】耳鸣,耳聋,咽喉肿痛,颈项强痛。

【操作】直刺 0.5~1 寸。

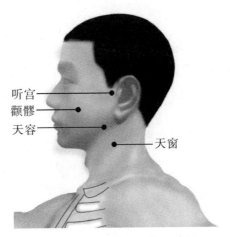

听宫
颧髎
天容
天窗

图 7 - 27　天窗、天容等穴位图

17. 天容（SI17）

【定位】在颈部，下颌角后方，胸锁乳突肌的前缘凹陷中。（图 7 - 27）

【主治】耳鸣，耳聋，咽喉肿痛，颈项肿痛。

【操作】直刺 0.5~1 寸。注意避开血管。

18. 颧髎（SI18）

【定位】在面部，颧骨下缘，目外眦直下凹陷中。（图 7 - 27）

【主治】口眼㖞斜，眼睑𥆧动，齿痛，面颊肿。

【操作】直刺 0.3~0.5 寸，斜刺或平刺 0.5~1 寸。

19. 听宫（SI19）

【定位】在面部，耳屏正中与下颌骨髁突之间的凹陷中。（图 7 - 27）

【主治】耳聋，耳鸣，齿痛，面痛。

【操作】张口，直刺 0.5~1 寸。留针时应保持一定的张口姿势。

（三）小结

1. 常用腧穴的主治特点

手太阳小肠经常用腧穴的主治特点见表 7 - 10。

表 7-10　手太阳小肠经常用腧穴的主治特点

疾病	常用腧穴	疾病	常用腧穴
头项痛	后溪、养老、支正	齿痛	听宫、颧髎
目疾	后溪、养老	缺乳	少泽
急性腰痛	后溪、养老	落枕	后溪

2.手太阳小肠经经穴歌(共 19 穴)

手太阳穴一十九,少泽前谷后溪数,腕骨阳谷养老绳,支正小海肘外辅,肩贞臑俞接天宗,髎外秉风曲垣首,肩外俞连肩中俞,天窗乃与天容偶,循颈上颊到颧髎,听宫耳前珠上走。

四、本节规律总结

1.腕背侧横纹及以上诸穴

腕背侧横纹及以上诸穴见表 7-11。

表 7-11　腕背侧横纹及以上诸穴

部位	大肠经(外前侧)	三焦经(外侧中间)	小肠经(外后侧)
腕背侧远端横纹上	阳溪	阳池	阳谷
腕背侧远端横纹上 1 寸	—	—	养老
腕背侧远端横纹上 2 寸	—	外关	—
腕背侧远端横纹上 3 寸	偏历	支沟、会宗	—
腕背侧远端横纹上 4 寸	—	三阳络	—
腕背侧远端横纹上 5 寸	温溜	—	支正
腕背侧远端横纹上 7 寸	—	四渎	—
腕背侧远端横纹上 8 寸	下廉	—	—
腕背侧远端横纹上 9 寸	上廉	—	—
腕背侧远端横纹上 10 寸	手三里	—	—

2.肘横纹背侧诸穴

肘横纹背侧诸穴见表 7-12。

表 7 - 12　肘横纹背侧诸穴

部位	大肠经(外前侧)	三焦经(外侧中间)	小肠经(外后侧)
肘区	曲池	—	小海
肘尖上 1 寸	—	天井	—
肘尖上 2 寸	—	清泠渊	—
肘尖上 3 寸	手五里	—	—
肘尖上 5 寸	—	消泺	—
肘尖上 7 寸	臂臑	—	—

第三节　足三阴经经络与腧穴

　　足三阴经从足走腹至胸。足三阴经的循行规律:下肢部,内踝上 8 寸以下,肝经在内前侧,脾经在内侧中间,肾经在内后侧;内踝上 8 寸以上,则脾经在内前侧,肝经在内侧中间,肾经在内后侧。胸腹部,偏外侧为脾经,偏内侧为肾经,二者中间为肝经。足三阴经经络循行比较见图 7 - 28,主治比较见表 7 - 13。

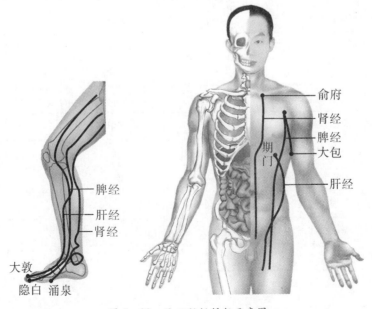

脾经
肝经
肾经
大敦
隐白　涌泉

俞府
肾经
脾经
大包
期门
肝经

图 7 - 28　足三阴经循行示意图

表 7-13　足三阴经主治规律

经络	主治规律
脾经	脾胃、腹部病
肝经	肝、前阴、腹部病
肾经	肾、肺、咽喉、前阴、腹部病

【速记】腧穴主治规律：既治疗本经循行部位的疾病，也治疗其所属脏腑的疾病。

一、足太阴脾经(SP)

(一)速记图解

足太阴脾经循行示意图见图 7-29。

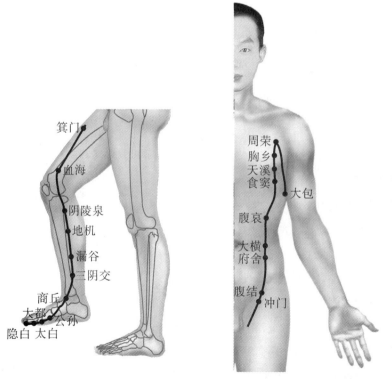

图 7-29　足太阴脾经循行示意图

（二）腧穴定位与主治

1.隐白（SP1） 井穴

【定位】在足趾,大趾末节内侧,趾甲根角侧后方0.1寸(指寸)。（图7－30）

【主治】便血,尿血,月经过多,腹胀,昏厥。

【操作】浅刺0.1寸。

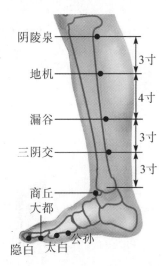

图7－30 隐白、大都等穴位图

2.大都（SP2） 荥穴

【定位】在足趾,第一跖趾关节远端赤白肉际凹陷中。（图7－30）

【主治】腹胀,胃痛,腹泻,便秘,心烦,心痛。

【操作】直刺0.3～0.5寸。

3.太白（SP3） 输穴;原穴

【定位】在跖区,第一跖趾关节近端赤白肉际凹陷中。（图7－30）

【主治】肠鸣,腹胀,腹泻,便秘,体重节痛。

【操作】直刺0.5～0.8寸。

4.公孙（SP4） 络穴;八脉交会穴,通冲脉

【定位】在跖区,第一跖骨底的前下缘赤白肉际处。（图7－30）

【主治】胃痛,呕吐,腹胀,腹泻,心烦失眠。

【操作】直刺0.5～1寸。

5.商丘(SP5)　经穴

【定位】在踝区,内踝前下方,舟骨粗隆与内踝尖连线的中点凹陷中。(图7-30)

【主治】腹胀,腹泻,便秘,足踝肿痛,小儿癫痫。

【操作】直刺0.5～0.8寸。

【速记】在内踝前缘垂线与内踝下缘水平线的交点处。

6.三阴交(SP6)

【定位】在小腿内侧,内踝尖上3寸,胫骨内侧缘后际。(图7-30)

【主治】肠鸣,腹胀,腹泻,便秘,月经不调,阳痿,遗尿,失眠,高血压,湿疹,荨麻疹,下肢痿痹。

【操作】直刺1～1.5寸。孕妇禁针。

【速记】三阴交、漏谷、地机、阴陵泉两两的间距分别为3、4、3寸。

7.漏谷(SP7)

【定位】在小腿内侧,内踝尖上6寸,胫骨内侧缘后际。(图7-30)

【主治】腹胀,肠鸣,遗精,下肢痿痹。

【操作】直刺1～1.5寸。

8.地机(SP8)　郄穴

【定位】在小腿内侧,阴陵泉下3寸,胫骨内侧缘后际。(图7-30)

【主治】痛经,月经不调,腹胀,水肿,下肢痿痹。

【操作】直刺1～1.5寸。

9.阴陵泉(SP9)　合穴

【定位】在小腿内侧,胫骨内侧髁下缘与胫骨内侧缘之间的凹陷中。(图7-30)

【主治】腹胀,腹泻,水肿,膝痛。

【操作】直刺1～2寸。

10.血海(SP10)

【定位】在股前区,髌底内侧端上2寸,股内侧肌隆起处。(图7-31)

【主治】月经不调,痛经,经闭,湿疹,瘾疹,膝、股内侧痛。

【操作】直刺1～1.5寸。

11.箕门(SP11)

【定位】在股前区,髌底内侧端与冲门连线的上1/3与下2/3交点,长收肌

和缝匠肌交角的动脉搏动处。（图 7-31）

【主治】小便不利，遗尿，腹股沟肿痛。

【操作】避开动脉，直刺 0.5～1 寸。

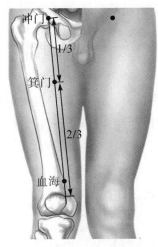

图 7-31　血海、箕门穴位图

12. 冲门（SP12）

【定位】在腹股沟区，腹股沟斜纹中，髂外动脉搏动处的外侧。（图 7-32）

【主治】腹痛，疝气，崩漏，带下。

【操作】避开动脉，直刺 0.5～1 寸。

13. 府舍（SP13）

【定位】在下腹部，脐中下 4.3 寸，前正中线旁开 4 寸。（图 7-32）

【主治】腹痛，积聚，疝气。

【操作】直刺 1～1.5 寸。

【速记】脾经的 3 个"fu"穴都与 3 有关，即府舍在脐中下 4.3 寸、腹结在脐中下 1.3 寸、腹哀在脐中上 3 寸。

14. 腹结（SP14）

【定位】在下腹部，脐中下 1.3 寸，前正中线旁开 4 寸。（图 7-32）

【主治】腹痛，腹泻，便秘，疝气。

【操作】直刺 1～2 寸。

15. 大横（SP15）

【定位】在腹部，脐中旁开 4 寸。（图 7-32）

【主治】腹痛,腹泻,便秘,蛔虫症。

【操作】直刺 1～2 寸。

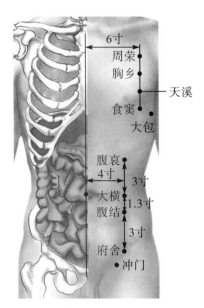

图 7-32 冲门、府舍等穴位图

16.腹哀(SP16)

【定位】在上腹部,脐中上 3 寸,前正中线旁开 4 寸。(图 7-32)

【主治】腹痛,便秘,痢疾,消化不良。

【操作】直刺 1～1.5 寸。

17.食窦(SP17)

【定位】在胸部,第 5 肋间隙,前正中线旁开 6 寸。(图 7-32)

【主治】胸胁胀痛,嗳气,反胃,腹胀,水肿。

【操作】斜刺或向外平刺 0.5～0.8 寸。本经食窦至大包诸穴,深部为肺脏,不可深刺。

18.天溪(SP18)

【定位】在胸部,第 4 肋间隙,前正中线旁开 6 寸。(图 7-32)

【主治】胸胁疼痛,咳嗽,乳痈,乳汁少。

【操作】斜刺或向外平刺 0.5～0.8 寸。

【速记】胸部带"氵"的腧穴都在第 4 肋间隙,即天溪在第 4 肋间隙,脾经胸部的其他穴位均为前正中线旁开 6 寸,牢记先后顺序,其所属肋间隙根据"天溪"向上或向下类推。

19.胸乡(SP19)

【定位】在胸部,第 3 肋间隙,前正中线旁开 6 寸。(图 7-32)

【主治】胸胁胀痛,乳痛,乳汁少。

【操作】斜刺或向外平刺 0.5～0.8 寸。

20.周荣(SP20)

【定位】在胸部,第 2 肋间隙,前正中线旁开 6 寸。(图 7-32)

【主治】咳嗽,胸胁胀满疼痛。

【操作】斜刺或向外平刺 0.5～0.8 寸。

21.大包(SP21)　脾之大络

【定位】在胸外侧区,第 6 肋间隙,腋中线上。(图 7-32)

【主治】咳喘,胸胁痛,全身疼痛,四肢无力。

【操作】斜刺或向后平刺 0.5～0.8 寸。

(三)小结

1.常用腧穴的主治特点

足太阴脾经常用腧穴的主治特点见表 7-14。

表 7-14　足太阴脾经常用腧穴的主治特点

疾病	常用腧穴	疾病	常用腧穴
妇科病	血海、太白、三阴交	小便不利	阴陵泉、三阴交
痛经	地机、血海、三阴交	皮肤瘙痒	血海、三阴交

2.足太阴脾经经穴歌(共 21 穴)

足太阴经脾中州,隐白足大趾头走,大都太白公孙盛,商丘三阴交可求,漏谷地机阴陵泉,血海箕门冲门开,府舍腹结大横排,腹哀食窦天溪连,胸乡周荣大包完,二十一穴太阴全。

二、足厥阴肝经(LR)

(一)速记图解

足厥阴肝经循行示意图见图 7-33。

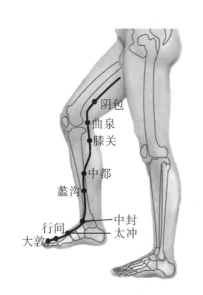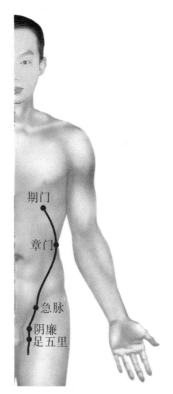

图7-33 足厥阴肝经循行示意图

(二)腧穴定位与主治

1.大敦(LR1) 井穴

【定位】在足趾,大趾末节外侧,趾甲根角侧后方0.1寸(指寸)。(图7-34)

【主治】疝气,遗尿,月经不调,阴挺,癫痫。

【操作】浅刺0.1～0.2寸,或点刺出血。

2.行间(LR2) 荥穴

【定位】在足背,第1、2趾间,趾蹼缘后方赤白肉际处。(图7-34)

【主治】中风,头痛,目眩,口喝,月经不调,痛经,遗尿,胸胁满痛。

【操作】直刺0.5～0.8寸。

3.太冲(LR3) 输穴;原穴

【定位】在足背,第1、2跖骨间,跖骨底结合部前方凹陷中,或触及动脉搏动处。(图7-34)

【主治】中风,头痛,眩晕,耳鸣,目痛,口喝,月经不调,痛经,胸胁满痛,下肢痿痹。

【操作】直刺 0.5～0.8 寸。

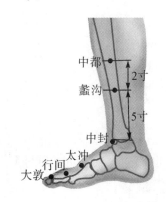

图 7 - 34 大敦、行间等穴位图

4. 中封（LR4）　经穴

【定位】在踝区，胫骨前肌肌腱的内侧缘凹陷处。（图 7 - 34）

【主治】疝气，小便不利，遗精，少腹痛，足踝肿痛。

【操作】直刺 0.5～0.8 寸。

5. 蠡沟（LR5）　络穴

【定位】在小腿内侧，内踝尖上 5 寸，胫骨内侧面的中央。（图 7 - 34）

【主治】月经不调，睾丸肿痛，外阴瘙痒。

【操作】平刺 0.5～0.8 寸。

【速记】"2（虫）+3（氵）=5，穴名分解速记"，即蠡沟在内踝尖上 5 寸。

6. 中都（LR6）　郄穴

【定位】在小腿内侧，内踝尖上 7 寸，胫骨内侧面的中央。（图 7 - 34）

【主治】疝气，崩漏，小腹痛。

【操作】平刺 0.5～0.8 寸。

【速记】下肢内、外踝尖上 7 寸处连线上的 5 个穴位"中非需外交"，即中都、飞扬、下巨虚、外丘、阳交。

7. 膝关（LR7）

【定位】在膝部，胫骨内侧髁的下方，阴陵泉后 1 寸。（图 7 - 35）

【主治】膝股疼痛，下肢痿痹。

【操作】直刺 1～1.5 寸。

【速记】膝关与膝阳关比较:膝关位于胫骨"内"侧髁下方,属于肝经;膝阳关位于股骨"外"上髁后上缘,属于胆经。

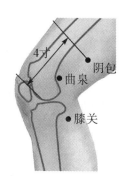

图 7 - 35 膝关、曲泉、阴包穴位图

8.曲泉(LR8) 合穴

【定位】在膝部,腘横纹内侧端,半腱肌肌腱内缘凹陷中。(图 7 - 35)

【主治】月经不调,痛经,阴痒,遗精,阳痿,膝股疼痛。

【操作】直刺 1～1.5 寸。

【速记】腘横纹上,半腱肌肌腱内侧缘凹陷为曲泉,外侧缘凹陷为阴谷;股二头肌肌腱内侧缘凹陷为委阳,腘横纹中点为委中。这 4 个穴位结合经络循行速记,较容易。

9.阴包(LR9)

【定位】在股前区,髌底上 4 寸,股薄肌与缝匠肌之间。(图 7 - 35)

【主治】月经不调,遗尿,腰骶痛引少腹。

【操作】直刺 0.8～1.5 寸。

10.足五里(LR10)

【定位】在股前区,气冲直下 3 寸,动脉搏动处。(图 7 - 36)

【主治】少腹痛,小便不利,睾丸肿痛。

【操作】直刺 0.8～1.5 寸。

11.阴廉(LR11)

【定位】在股前区,气冲直下 2 寸。(图 7 - 36)

【主治】月经不调,带下,少腹痛。

【操作】直刺 0.8～1.5 寸。

12.急脉(LR12)

【定位】在腹股沟区,横平耻骨联合上缘,前正中线旁开 2.5 寸。(图 7-36)

【主治】少腹痛,疝气,阴挺。

【操作】避开动脉,直刺 0.5～0.8 寸。

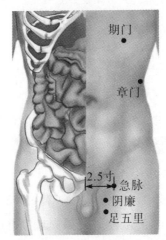

图 7-36　足五里、阴廉等穴位图

13.章门(LR13)　脾募穴;八会穴(脏会)

【定位】在侧腹部,第 11 肋游离端的下际。(图 7-36)

【主治】腹痛,腹泻,呕吐,胁痛,小儿疳积。

【操作】直刺 0.8～1 寸。

【速记】解剖中,肝在上,胆在下。即章门(11 肋)属于肝经,京门(12 肋)属于胆经,期门(第 6 肋间隙)属于肝经,日月(第 7 肋间隙)属于胆经。这 4 个穴位归经易混淆。

14.期门(LR14)　肝募穴

【定位】在胸部,第 6 肋间隙,前正中线旁开 4 寸。(图 7-36)

【主治】胸胁胀痛,乳痛,呕吐,呃逆,奔豚。

【操作】斜刺或平刺 0.5～0.8 寸。

【速记】胸部腧穴针刺操作多为向外斜刺或平刺 0.5～0.8 寸,不可向内深刺以免伤及肺脏。

(三)小结

1.常用腧穴的主治特点

足厥阴肝经常用腧穴的主治特点见表 7-15。

表 7-15 常用腧穴的主治特点

疾病	常用腧穴	疾病	常用腧穴
抑郁性神经症	太冲、合谷	高血压	太冲
肱骨外上髁炎	曲泉（健侧）	口㖞、眩晕	太冲

2.足厥阴肝经经穴歌（共 14 穴）

厥阴肝经大敦起，行间太冲中封蠡①，中都膝关曲泉阴②，五里阴廉急脉寻，章门常对期门深。

注：①指蠡沟。②指阴包。

三、足少阴肾经（KI）

（一）速记图解

足少阴肾经循行示意图见图 7-37。

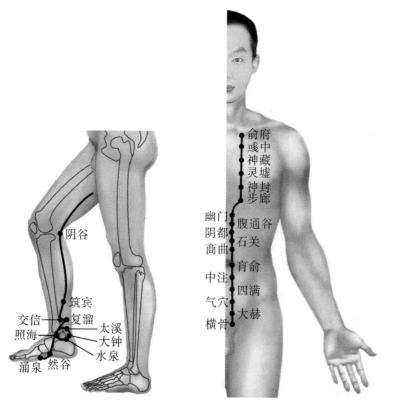

图 7-37 足少阴肾经循行示意图

(二)腧穴定位与主治

1. 涌泉(KI1)　井穴

【定位】在足底,屈足卷趾时足心最凹陷中。卷足,约当足底第2、3趾蹼缘与足跟连线的前1/3与后2/3交点凹陷中。(图7-38)

【主治】头顶痛,眩晕,失眠,昏厥,舌干,失音,足心热。

【操作】直刺0.5~0.8寸。可用灸法或药物贴敷。

【速记】肾经井穴,肾主水,经气初出如泉水之涌,故名。

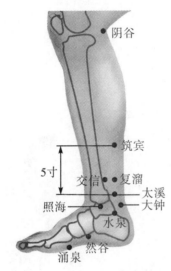

图7-38　涌泉、然谷等穴位图

2. 然谷(KI2)　荥穴

【定位】在足内侧,足舟骨粗隆下方,赤白肉际处。(图7-38)

【主治】月经不调,遗精,消渴,咽喉肿痛。

【操作】直刺0.5~0.8寸。

3. 太溪(KI3)　原穴;输穴

【定位】在踝区,内踝尖与跟腱之间的凹陷中。(图7-38)

【主治】月经不调,小便频数,阳痿,遗精,头痛,目眩,耳鸣,耳聋,失眠,咽喉肿痛,腰痛。

【操作】直刺0.5~0.8寸。

4. 大钟(KI4)　络穴

【定位】在跟区,内踝后下方,跟骨上缘,跟腱附着部前缘凹陷中。(图7-38)

【主治】癃闭,遗尿,便秘,气喘,足跟痛。

【操作】直刺 0.3～0.5 寸。

5.水泉(KI5)　郄穴

【定位】在跟区,太溪直下 1 寸(指寸),跟骨结节内侧凹陷中。(图 7-38)

【主治】月经不调,痛经,阴挺,小便不利。

【操作】直刺 0.3～0.5 寸。

【速记】肾经脚踝附近的穴位按循行路线速记。

6.照海(KI6)　八脉交会穴,通阴跷

【定位】在跟区,内踝尖下 1 寸,内踝下缘边际凹陷中。(图 7-38)

【主治】月经不调,痛经,阴痒,小便频数,咽喉干痛,失眠。

【操作】直刺 0.5～0.8 寸。

7.复溜(KI7)　经穴

【定位】在小腿内侧,内踝尖上 2 寸,跟腱的前缘。(图 7-38)

【主治】水肿,腹胀,无汗或汗出不止,下肢痿痹。

【操作】直刺 0.5～1 寸。

【速记】复溜,复、再之意,即复溜在内踝尖上 2 寸。

8.交信(KI8)　阴跷脉之郄穴

【定位】在小腿内侧,内踝尖上 2 寸,胫骨内侧缘后际凹陷中。(图 7-38)

【主治】月经不调,阴痒,泄泻,便秘。

【操作】直刺 0.8～1.2 寸。

【速记】五脏中,脾对应五德中的信。交信,肾经由此穴分出交于脾经三阴交穴,故名。

9.筑宾(KI9)　阴维脉之郄穴

【定位】在小腿内侧,太溪直上 5 寸,比目鱼肌与跟腱之间。(图 7-38)

【主治】癫狂,呕吐,疝气,小腿疼痛。

【操作】直刺 1～1.5 寸。

10.阴谷(KI10)　合穴

【定位】在膝后区,腘横纹上,半腱肌肌腱外侧缘。(图 7-38)

【主治】阳痿,疝气,崩漏,膝股痛。

【操作】直刺 1～1.5 寸。

【速记】腘横纹上,半腱肌肌腱内侧缘凹陷为曲泉(肝经),外侧缘凹陷为阴谷(肾经);肝经循行在腘横纹偏于内侧,肾经循行偏于外侧。

11.横骨(KI11)

【定位】在下腹部,脐中下 5 寸,前正中线旁开 0.5 寸。(图 7-39)

【主治】少腹胀痛,小便不利,遗尿,遗精。

【操作】直刺 1~1.5 寸。

【速记】"肓中四满气大横,曲关阴都通幽门,府中藏灵神封廊。"分别代表肾经横骨到俞府的 17 个穴位,横骨到幽门的 11 个穴位为前正中线旁开 0.5 寸,步廊到俞府的 6 个穴位为前正中线旁开 2 寸,速记肓俞、俞府定位,然后向下或向上类推。

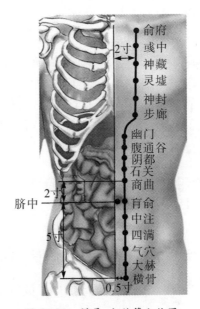

图 7-39　横骨、大赫等穴位图

12.大赫(KI12)

【定位】在下腹部,脐中下 4 寸,前正中线旁开 0.5 寸。(图 7-39)

【主治】遗精,阳痿,阴挺,带下。

【操作】直刺 1~1.5 寸。

13.气穴(KI13)

【定位】在下腹部,脐中下 3 寸,前正中线旁开 0.5 寸。(图 7-39)

【主治】月经不调,带下,小便不通,泄泻。

【操作】直刺 1～1.5 寸。

14.四满(KI14)

【定位】在下腹部,脐中下 2 寸,前正中线旁开 0.5 寸。(图 7-39)

【主治】月经不调,遗精,遗尿,便秘,水肿。

【操作】直刺 1～1.5 寸。

15.中注(KI15)

【定位】在下腹部,脐中下 1 寸,前正中线旁开 0.5 寸。(图 7-39)

【主治】腹痛,便秘,泄泻,月经不调,痛经。

【操作】直刺 1～1.5 寸。

16.肓俞(KI16)

【定位】在腹部,脐中旁开 0.5 寸。(图 7-39)

【主治】腹痛,泄泻,便秘,月经不调,腰脊痛。

【操作】直刺 1～1.5 寸。

17.商曲(KI17)

【定位】在上腹部,脐中上 2 寸,前正中线旁开 0.5 寸。(图 7-39)

【主治】腹痛,泄泻,便秘。

【操作】直刺 1～1.5 寸。

【速记】商曲,"两"个人"商"量月光"曲",即商曲在脐中上 2 寸。

18.石关(KI18)

【定位】在上腹部,脐中上 3 寸,前正中线旁开 0.5 寸。(图 7-39)

【主治】呕吐,腹痛,便秘,不孕,月经不调。

【操作】直刺 1～1.5 寸。

19.阴都(KI19)

【定位】在上腹部,脐中上 4 寸,前正中线旁开 0.5 寸。(图 7-39)

【主治】腹痛,腹胀,便秘,不孕。

【操作】直刺 1～1.5 寸。

20.腹通谷(KI20)

【定位】在上腹部,脐中上 5 寸,前正中线旁开 0.5 寸。(图 7-39)

【主治】腹痛,腹胀,呕吐,心痛,心悸。

【操作】直刺 0.5～1 寸。

21. 幽门(KI21)

【定位】在上腹部,脐中上 6 寸,前正中线旁开 0.5 寸。(图 7 - 39)

【主治】腹痛,腹胀,呕吐,泄泻。

【操作】直刺 0.5～1 寸。不可向上深刺,以免伤及内脏。

22. 步廊(KI22)

【定位】在胸部,第 5 肋间隙,前正中线旁开 2 寸。(图 7 - 39)

【主治】咳嗽,气喘,胸胁胀满,呕吐。

【操作】斜刺或平刺 0.5～0.8 寸。

23. 神封(KI23)

【定位】在胸部,第 4 肋间隙,前正中线旁开 2 寸。(图 7 - 39)

【主治】咳嗽,气喘,胸胁胀满,乳痈,呕吐。

【操作】斜刺或平刺 0.5～0.8 寸。

24. 灵墟(KI24)

【定位】在胸部,第 3 肋间隙,前正中线旁开 2 寸。(图 7 - 39)

【主治】咳嗽,气喘,胸胁胀痛,乳痈,呕吐。

【操作】斜刺或平刺 0.5～0.8 寸。

25. 神藏(KI25)

【定位】在胸部,第 2 肋间隙,前正中线旁开 2 寸。(图 7 - 39)

【主治】咳嗽,气喘,胸痛,呕吐。

【操作】斜刺或平刺 0.5～0.8 寸。

26. 彧中(KI26)

【定位】在胸部,第 1 肋间隙,前正中线旁开 2 寸。(图 7 - 39)

【主治】咳嗽,气喘,胸胁胀满。

【操作】斜刺或平刺 0.5～0.8 寸。

27. 俞府(KI27)

【定位】在胸部,锁骨下缘,前正中线旁开 2 寸。(图 7 - 39)

【主治】咳嗽,气喘,胸痛,呕吐。

【操作】斜刺或平刺 0.5～0.8 寸。

(三)小结

1.常用腧穴的主治特点

足少阴肾经常用腧穴的主治特点见表 7-16。

表 7-16　足少阴肾经常用腧穴的主治特点

疾病	常用腧穴	疾病	常用腧穴
便秘	照海、支沟	咽炎	然谷(点刺)
多汗	复溜(补)、合谷(泻)	无汗	复溜(泻)、合谷(补)
失眠	照海(补)、申脉(泻)	嗜睡	照海(泻)、申脉(补)

【速记】照海(阴经穴),申脉(阳经穴),对于失眠(阳不入阴),则补阴(照海)泻阳(申脉);嗜睡,则补阳(申脉)泻阴(照海)。

2.足少阴肾经经穴歌(共 27 穴)

足少阴穴二十七,涌泉然谷太溪溢,大钟水泉通照海,复溜交信筑宾接,阴谷膝内辅骨后,以上从足走至膝,横骨大赫连气穴,四满中注肓俞集,商曲石关阴都密,通谷幽门一寸辟,步廊神封又灵墟,神藏彧中俞府毕。

四、本节规律总结

1.内踝尖至腘横纹(内踝上 8 寸以下)附近诸穴

内踝尖至腘横纹(内踝上 8 寸以下)附近诸穴见表 7-17。

表 7-17　内踝尖至腘横纹附近诸穴

部位	肝经(内前侧)	脾经(内侧中间)	肾经(内后侧)
内踝尖	中封	—	太溪
内踝尖上 2 寸	—	—	复溜、交信
内踝尖上 3 寸	—	三阴交	—
内踝尖上 5 寸	蠡沟	—	筑宾
内踝尖上 6 寸	—	漏谷	—
内踝尖上 7 寸	中都		

2.腘横纹附近诸穴

腘横纹附近诸穴特点见表7-18。

表7-18　腘横纹附近诸穴特点

部位	脾经(内前侧)	肝经(内侧中间)	肾经(内后侧)
腘横纹	—	曲泉	阴谷
髌底内侧端上2寸	血海	—	—

第四节　足三阳经经络与腧穴

足三阳经从头面走足。足三阳经的循行规律:胃经循行于人体前侧,胆经循行于人体外侧,膀胱经循行于人体后侧。足三阳经主治比较见表7-19。

表7-19　足三阳经主治规律

经络	主治规律
胃经	前头、口齿、咽喉、胃肠、神志病
胆经	侧头、眼、耳项、胁肋、胆、神志病
膀胱经	后头、眼、项背、腰、肛肠、神志病

【速记】腧穴主治规律:既治疗本经循行部位的疾病,也治疗其所属脏腑的疾病。

一、足阳明胃经(ST)

(一)速记图解

足阳明胃经循行示意图见图7-40。

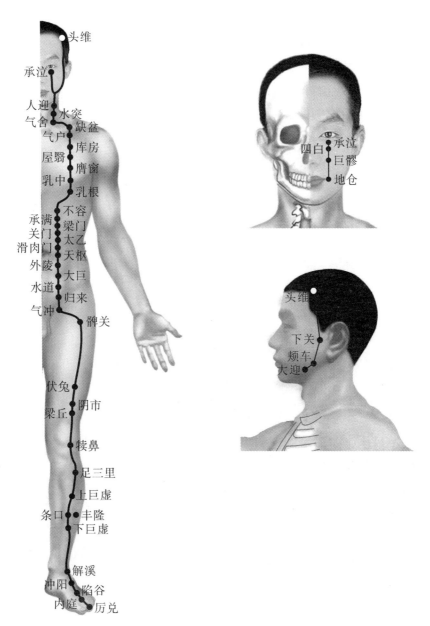

图 7-40　足阳明胃经循行示意图

(二)腧穴定位与主治

1. 承泣(ST1)

【定位】在面部，眼球与眶下缘之间，瞳孔直下。（图7-41）

【主治】眼睑眴动，目赤肿痛，流泪，夜盲，近视。

【操作】嘱患者闭目，医者押手将眼球推向上侧固定，刺手持针沿眶下缘和眼球之间缓缓刺入0.5～1寸，不宜提插捻转，以防刺破血管引起血肿，出针时应用消毒干棉球稍加按压。

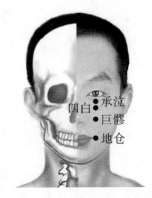

图7-41 承泣、四白、巨髎、地仓穴位图

2. 四白(ST2)

【定位】在面部，眶下孔处。（图7-41）

【主治】目赤肿痛，眼睑眴动，口眼㖞斜，面肌痉挛，胆道蛔虫症。

【操作】直刺或微向外上斜刺0.3～0.5寸。不可深刺，以免伤及眼球，不可过度提插捻转。

3. 巨髎(ST3)

【定位】在面部，横平鼻翼下缘，瞳孔直下。（图7-41）

【主治】口角㖞斜，眼睑眴动，面痛，唇颊肿。

【操作】斜刺或平刺0.3～0.5寸。

4. 地仓(ST4)

【定位】在面部，口角旁开0.4寸。（图7-41）

【主治】口角歪斜，流涎，面痛，齿痛。

【操作】斜刺或平刺0.5～0.8寸，或向颊车穴透刺。

5.大迎(ST5)

【定位】在面部,下颌角前方,咬肌附着部的前缘凹陷中,面动脉搏动处。
(图7-42)

【主治】牙关紧闭,口角歪斜,颊肿,齿痛,面痛。

【操作】避开动脉,斜刺或平刺0.3~0.5寸。

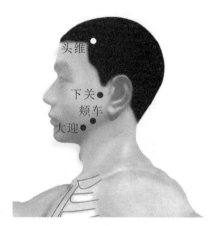

图7-42　大迎、颊车、下关、头维穴位图

6.颊车(ST6)

【定位】在面部,下颌角前上方一横指(中指)。咀嚼时,咬肌隆起处。
(图7-42)

【主治】口角歪斜,面肌痉挛,颊肿,齿痛,口噤不开。

【操作】直刺0.3~0.5寸或平刺0.5~1寸,可向地仓穴透刺。

7.下关(ST7)

【定位】在面部,颧弓下缘中央与下颌切迹之间凹陷中。(图7-42)

【主治】面痛,齿痛,口眼㖞斜,耳聋,耳鸣。

【操作】直刺0.5~1寸。

8.头维(ST8)

【定位】在头部,额角发际直上0.5寸,头正中线旁开4.5寸。(图7-42)

【主治】头痛,眩晕,目痛,迎风流泪,眼睑瞤动。

【操作】平刺0.5~1寸。

【速记】胃经面部8个穴位按其循行速记,较容易。

9. 人迎(ST9)

【定位】在颈部,横平结喉,胸锁乳突肌前缘,颈总动脉搏动处。(图7-43)

【主治】咽喉肿痛,胸满喘息,高血压。

【操作】避开动脉,直刺0.3～0.8寸。

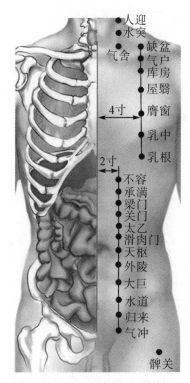

人迎
水突
缺盆
气舍
气户
库房
屋翳
膺窗
乳中
乳根
不容
承满
梁门
关门
太乙
滑肉门
天枢
外陵
大巨
水道
归来
气冲
髀关

4寸
2寸

图7-43 人迎、水突等穴位图

10. 水突(ST10)

【定位】在颈部,横平环状软骨,胸锁乳突肌前缘。(图7-43)

【主治】咽喉肿痛,咳嗽,哮喘,呃逆,瘰疬。

【操作】直刺0.3～0.5寸。

11. 气舍(ST11)

【定位】在胸锁乳突肌区,锁骨上小窝,锁骨胸骨端上缘,胸锁乳突肌胸骨头与锁骨头中间的凹陷中。(图7-43)

【主治】咳嗽,哮喘,咽喉肿痛,颈项强痛。

【操作】直刺0.3～0.5寸。本经气舍至乳根诸穴,深部有大动脉、肺等重要脏器,不可深刺。

12.缺盆(ST12)

【定位】在颈外侧区,锁骨上大窝,锁骨上缘凹陷中,前正中线旁开4寸。(图7-43)

【主治】咳嗽,气喘,缺盆中痛,咽喉肿痛。

【操作】直刺或向后背横刺0.3～0.5寸,不可深刺以防刺伤胸膜引起气胸。

13.气户(ST13)

【定位】在胸部,锁骨下缘,前正中线旁开4寸。(图7-43)

【主治】咳嗽,气喘,呃逆,胸胁胀满。

【操作】斜刺或平刺0.5～0.8寸。

【速记】"一户人家一库房,两间屋子三扇窗",即气户、库房(第1肋间隙)、屋翳(第2肋间隙)、膺窗(第3肋间隙)。

14.库房(ST14)

【定位】在胸部,第1肋间隙,前正中线旁开4寸。(图7-43)

【主治】咳嗽,气喘,咳唾脓血,胸胁胀痛。

【操作】斜刺或平刺0.5～0.8寸。

15.屋翳(ST15)

【定位】在胸部,第2肋间隙,前正中线旁开4寸。(图7-43)

【主治】咳嗽,气喘,乳痈,胸胁胀满。

【操作】斜刺或平刺0.5～0.8寸。

16.膺窗(ST16)

【定位】在胸部,第3肋间隙,前正中线旁开4寸。(图7-43)

【主治】咳嗽,气喘,胸胁胀痛,乳痈。

【操作】斜刺或平刺0.5～0.8寸。

17.乳中(ST17)

【定位】在胸部,乳头中央。(图7-43)

【主治】乳痈,难产。

【操作】不宜针刺,只作为胸腹部穴位的定位标志。

【速记】乳中,乳头中央,乳头对应第4肋间隙,乳中上下的穴位定位依此类推。

18. 乳根(ST18)

【定位】在胸部,第 5 肋间隙,前正中线旁开 4 寸。(图 7 - 43)

【主治】咳嗽,气喘,胸痛,乳痈,乳汁少。

【操作】斜刺或平刺 0.5～0.8 寸。

19. 不容(ST19)

【定位】在上腹部,脐中上 6 寸,前正中线旁开 2 寸。(图 7 - 43)

【主治】呕吐,胃痛,腹胀,食欲不振。

【操作】直刺 0.5～0.8 寸。过饱者禁针,肝大者慎针或禁针,不宜做大幅度提插。

【速记】"不承梁关门太滑,天外大道归来冲。"代表不容到气冲的 12 个穴位,不容到气冲均在前正中线旁开 2 寸,不容在脐上 6 寸,其他相邻穴位间距均为 1 寸,定位以不容类推。

20. 承满(ST20)

【定位】在上腹部,脐中上 5 寸,前正中线旁开 2 寸。(图 7 - 43)

【主治】胃痛,呕吐,腹胀,肠鸣,食少纳呆。

【操作】直刺 0.8～1 寸。

21. 梁门(ST21)

【定位】在上腹部,脐中上 4 寸,前正中线旁开 2 寸。(图 7 - 43)

【主治】胃痛,呕吐,食欲不振,腹胀,泄泻。

【操作】直刺 0.8～1.2 寸。

22. 关门(ST22)

【定位】在上腹部,脐中上 3 寸,前正中线旁开 2 寸。(图 7 - 43)

【主治】腹痛,腹胀,肠鸣,泄泻,水肿。

【操作】直刺 0.8～1.2 寸。

23. 太乙(ST23)

【定位】在上腹部,脐中上 2 寸,前正中线旁开 2 寸。(图 7 - 43)

【主治】腹痛,胃痛,食少纳呆,心烦,癫狂。

【操作】直刺 0.8～1.2 寸。

24. 滑肉门(ST24)

【定位】在上腹部,脐中上 1 寸,前正中线旁开 2 寸。(图 7 - 43)

【主治】胃痛,呕吐,腹胀,腹泻,癫狂。

【操作】直刺 0.8～1.2 寸。

25.天枢(ST25)　大肠募穴

【定位】在腹部,横平脐中,前正中线旁开 2 寸。(图 7-43)

【主治】腹胀肠鸣,腹痛,便秘,泄泻,痛经。

【操作】直刺 1～1.5 寸。

26.外陵(ST26)

【定位】在下腹部,脐中下 1 寸,前正中线旁开 2 寸。(图 7-43)

【主治】腹痛,痛经,疝气。

【操作】直刺 1～1.5 寸。

27.大巨(ST27)

【定位】在下腹部,脐中下 2 寸,前正中线旁开 2 寸。(图 7-43)

【主治】小腹胀满,小便不利,遗精,早泄。

【操作】直刺 1～1.5 寸。

28.水道(ST28)

【定位】在下腹部,脐中下 3 寸,前正中线旁开 2 寸。(图 7-43)

【主治】小腹胀满,小便不利,腹痛,痛经,不孕。

【操作】直刺 1～1.5 寸。

29.归来(ST29)

【定位】在下腹部,脐中下 4 寸,前正中线旁开 2 寸。(图 7-43)

【主治】小腹痛,小便不利,月经不调,阴挺,带下。

【操作】直刺 1～1.5 寸。

30.气冲(ST30)

【定位】在腹股沟区,耻骨联合上缘(即脐中下 5 寸),前正中线旁开 2 寸,动脉搏动处。(图 7-43)

【主治】腹痛,阳痿,阴肿,月经不调,不孕。

【操作】直刺 0.5～1 寸。

31.髀关(ST31)

【定位】在股前区,腹直肌近端、缝匠肌与阔筋膜张肌 3 条肌肉之间凹陷中。(图 7-44)

【主治】下肢痿痹,腰膝冷痛,腹痛。

【操作】直刺1~2寸。

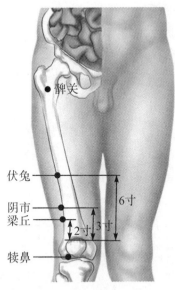

图7-44 髀关、伏兔等穴位图

32.伏兔(ST32)

【定位】在股前区,髌底上6寸,髂前上棘与髌底外侧端的连线上。(图7-44)

【主治】下肢痿痹,腰膝冷痛,脚气,疝气。

【操作】直刺1~2寸。

【速记】伏兔为髌底上6寸,殷门为臀横纹下6寸,易混淆。总结:伏兔与殷门都是腘横纹上8寸(髌骨为2寸)。

33.阴市(ST33)

【定位】在股前区,髌底上3寸,股直肌肌腱外侧缘。(图7-44)

【主治】腿膝痿痹,屈伸不利,腹胀,腹痛。

【操作】直刺1~1.5寸。

34.梁丘(ST34) 郄穴

【定位】在股前区,髌底上2寸,股外侧肌与股直肌肌腱之间。(图7-44)

【主治】急性胃痛,乳痈,膝肿痛,下肢不遂。

【操作】直刺1~1.2寸。

【速记】梁丘,"梁""两"谐音,即梁丘在髌底上2寸。

35.犊鼻(ST35)

【定位】在膝前区,髌韧带外侧凹陷中。(图7-44、图7-45)

【主治】膝肿痛,屈伸不利,下肢痛。

【操作】屈膝90°,向后内斜刺0.5~1寸。

36.足三里(ST36) 合穴;胃经下合穴

【定位】在小腿外侧,犊鼻下3寸,犊鼻与解溪连线上。(图7-45)

【主治】胃痛,呕吐,腹痛,腹泻,便秘,虚劳羸瘦,中风,心悸,失眠,高血压,乳痈,下肢痿痹。本穴为强壮保健要穴。

【操作】直刺1~2寸。强壮保健常用温灸法。

【速记】足三里、上巨虚、下巨虚相邻间距都为3寸。即犊鼻下3、6、9寸。

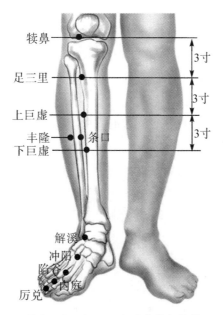

图7-45 足三里、上巨虚等穴位图

37.上巨虚(ST37) 大肠经下合穴

【定位】在小腿外侧,犊鼻下6寸,犊鼻与解溪连线上。(图7-45)

【主治】腹痛,腹胀,泄泻,便秘,下肢痿痹。

【操作】直刺1~2寸。

38.条口(ST38)

【定位】在小腿外侧,犊鼻下8寸,犊鼻与解溪连线上。(图7-45)

【主治】下肢痿痹、转筋,肩臂痛不能举。

【操作】直刺1~1.5寸。

39.下巨虚(ST39) 小肠经下合穴

【定位】在小腿外侧,犊鼻下9寸,犊鼻与解溪连线上。(图7-45)

【主治】腹泻,小腹痛,下肢痿痹。

【操作】直刺1~1.5寸。

40.丰隆(ST40) 络穴

【定位】在小腿外侧,外踝尖上8寸,胫骨前肌的外缘。(图7-45)

【主治】头痛,眩晕,痰多,咳嗽,下肢痿痹。

【操作】直刺1~1.5寸。

41.解溪(ST41) 经穴

【定位】在踝区,踝关节前面中央凹陷中,拇长伸肌腱与趾长伸肌腱之间。(图7-45)

【主治】下肢痿痹,足踝肿痛,头痛,眩晕,腹胀。

【操作】直刺0.5~1寸。

【速记】解溪,"解"鞋带、"系"鞋带的部位,即解溪在足背侧。

42.冲阳(ST42) 原穴

【定位】在足背,第2跖骨基底部与中间楔骨关节处,可触及足背动脉。(图7-45)

【主治】胃痛,口眼㖞斜,面肿,足背肿痛。

【操作】避开动脉,直刺0.3~0.5寸。

43.陷谷(ST43) 输穴

【定位】在足背,第2、3跖骨间,第2跖趾关节近端凹陷中。(图7-45)

【主治】面肿,水肿,足背肿痛,热病,目赤肿痛。

【操作】直刺或斜刺0.3~0.5寸。

44.内庭(ST44) 荥穴

【定位】在足背,第2、3趾间,趾蹼缘后方赤白肉际处。(图7-45)

【主治】齿痛,咽喉痛,热病,腹泻,便秘,足背肿痛。

【操作】直刺或斜刺0.5~0.8寸。

45.厉兑(ST45) 井穴

【定位】在足趾,第2趾末节外侧,趾甲根角侧后方0.1寸(指寸)。(图7-45)

【主治】面肿,齿痛,咽喉肿痛,热病,癫狂。

【操作】浅刺0.1寸。

(三)小结

足阳明胃经常用腧穴的主治特点见表7-20。

表7-20 足阳明胃经常用腧穴的主治特点

疾病	常用腧穴
肩周炎	条口(对侧)
落枕	双条口(透承山)
习惯性便秘	天枢(温针灸)
胆道蛔虫症	四白透迎香
偏头痛	头维(十字刺)
乳腺增生	屋翳、乳根、合谷(或肩井、天宗、肝俞)
胃肠病	天枢、足三里、梁丘
多痰	丰隆
口眼㖞斜	地仓透颊车
急性胃脘痛	梁丘、胃俞
月经不调	三阴交、归来、关元

注:国医大师郭诚杰治疗乳腺增生的两组穴位见表中。

二、足少阳胆经(GB)

(一)速记图解

足少阳胆经循行示意图见图7-46。

(二)腧穴定位与主治

1.瞳子髎(GB1)

【定位】在面部,目外眦外侧0.5寸凹陷中。(图7-46)

【主治】目赤肿痛,目翳,口㖞,头痛。

【操作】平刺0.3～0.5寸,或三棱针点刺出血。

【速记】胆经头面部穴位定位比较繁杂,结合循行速记比较容易。

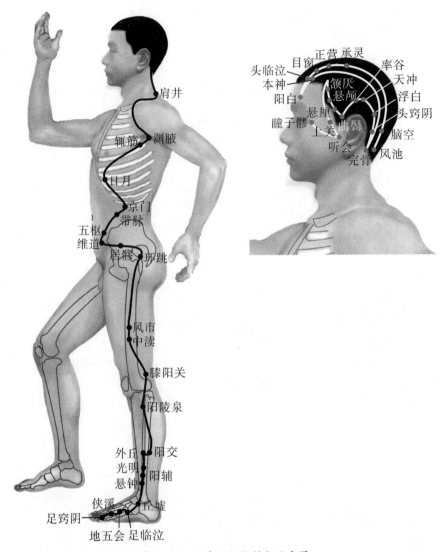

图 7-46 足少阳胆经循行示意图

2. 听会(GB2)

【定位】在面部,耳屏间切迹与下颌骨髁突之间的凹陷中。(图 7-46)

【主治】耳鸣,耳聋,齿痛,口㖞,面痛。

【操作】微张口,直刺 0.5～0.8 寸。

【速记】耳前三穴:耳门、听宫、听会针刺操作时均为张口位。

3. 上关(GB3)

【定位】在面部,颧弓上缘中央凹陷中。(图 7－46)

【主治】耳鸣,耳聋,偏头痛,面痛,口㖞,口噤。

【操作】直刺 0.3～0.5 寸。

【速记】上关、下关、前关(瞳子髎)、后关(听会)总结到一块学习。

4. 颔厌(GB4)

【定位】在头部,从头维至曲鬓的弧形连线(其弧度与鬓发弧度相应)的上 1/4 与下 3/4 的交点处。(图 7－46)

【主治】偏头痛,眩晕,齿痛,耳鸣,口㖞。

【操作】平刺 0.5～0.8 寸。

5. 悬颅(GB5)

【定位】在头部,从头维至曲鬓的弧形连线(其弧度与鬓发弧度相应)的中点处。(图 7－46)

【主治】偏头痛,目赤肿痛,齿痛,面痛。

【操作】平刺 0.5～0.8 寸。

6. 悬厘(GB6)

【定位】在头部,从头维至曲鬓的弧形连线(其弧度与鬓发弧度相应)的上 3/4 与下 1/4 的交点处。(图 7－46)

【主治】偏头痛,目赤肿痛,齿痛,面痛。

【操作】平刺 0.5～0.8 寸。

7. 曲鬓(GB7)

【定位】在头部,耳前鬓角发际后缘与耳尖水平线的交点处。(图 7－46)

【主治】偏头痛,颊肿,目赤肿痛,牙关紧闭。

【操作】平刺 0.5～0.8 寸。

8. 率谷(GB8)

【定位】在头部,耳尖直上入发际 1.5 寸。(图 7－46)

【主治】偏正头痛,眩晕,耳鸣,小儿急、慢惊风。

【操作】平刺 0.5～0.8 寸。

9. 天冲(GB9)

【定位】在头部,耳根后缘直上,入发际 2 寸。(图 7－46)

【主治】头痛,耳鸣,耳聋,牙龈肿痛,癫痫。

【操作】平刺0.5～0.8寸。

10. 浮白(GB10)

【定位】在头部,耳后乳突的后上方,从天冲至完骨的弧形连线(其弧度与耳郭弧度相应)的上1/3与下2/3交点处。(图7-46)

【主治】头痛,耳鸣,耳聋,瘿气。

【操作】平刺0.5～0.8寸。

11. 头窍阴(GB11)

【定位】在头部,耳后乳突的后上方,从天冲至完骨的弧形连线(其弧度与耳郭弧度相应)的上2/3与下1/3交点处。(图7-46)

【主治】耳鸣,耳聋,头痛,眩晕。

【操作】平刺0.5～0.8寸。

12. 完骨(GB12)

【定位】在头部,耳后乳突的后下方凹陷处。(图7-46)

【主治】头痛,颈项强痛,齿痛,口㖞。

【操作】平刺0.5～0.8寸。

13. 本神(GB13)

【定位】在头部,前发际上0.5寸,头正中线旁开3寸。(图7-46)

【主治】头痛,眩晕,目赤肿痛,中风昏迷。

【操作】平刺0.3～0.5寸。

14. 阳白(GB14)

【定位】在头部,眉上1寸,瞳孔直上。(图7-46)

【主治】头痛,眩晕,视物模糊,眼睑下垂,面瘫。

【操作】平刺0.3～0.5寸。

15. 头临泣(GB15)

【定位】在头部,前发际上0.5寸,瞳孔直上。(图7-46)

【主治】头痛,目眩,流泪,鼻塞,小儿惊风。

【操作】平刺0.3～0.5寸。

16. 目窗(GB16)

【定位】在头部,前发际上1.5寸,瞳孔直上。(图7-46)

【主治】目赤肿痛,视物模糊,头痛,眩晕。

【操作】平刺 0.3～0.5 寸。

17. 正营(GB17)

【定位】在头部,前发际上 2.5 寸,瞳孔直上。(图 7-46)

【主治】头痛,眩晕,项强。

【操作】平刺 0.3～0.5 寸。

18. 承灵(GB18)

【定位】在头部,前发际上 4 寸,瞳孔直上。(图 7-46)

【主治】头痛,眩晕,目痛,鼻塞,鼻衄。

【操作】平刺 0.3～0.5 寸。

19. 脑空(GB19)

【定位】在头部,横平枕外隆凸的上缘,风池直上。(图 7-46)

【主治】头痛,目眩,颈项强痛,癫狂痫。

【操作】平刺 0.3～0.5 寸。

20. 风池(GB20)

【定位】在颈后区,枕骨之下,胸锁乳突肌上端与斜方肌上端之间的凹陷中。(图 7-46)

【主治】头痛,眩晕,失眠,中风,视物不明,目赤肿痛,鼻渊,感冒,颈项强痛。

【操作】向鼻尖方向斜刺 0.8～1.2 寸。

21. 肩井(GB21)

【定位】在肩胛区,第 7 颈椎棘突与肩峰最外侧点连线的中点。(图 7-47)

【主治】头痛,颈项强痛,肩背疼痛,上肢不遂,乳痈,乳汁少,难产,包衣不下。

【操作】直刺 0.3～0.5 寸。内有肺尖,不可深刺;孕妇禁针。

22. 渊腋(GB22)

【定位】在胸外侧区,第 4 肋间隙中,在腋中线上。(图 7-47)

【主治】胸满,胁痛,上肢痹痛。

【操作】斜刺或平刺 0.5～0.8 寸。

23. 辄筋(GB23)

【定位】在胸外侧区,第 4 肋间隙中,腋中线前 1 寸。(图 7-47)

【主治】胸满,胁痛,气喘,呕吐,吞酸。

【操作】斜刺或平刺 0.5~0.8 寸。

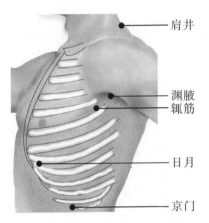

图 7-47 肩井、渊腋等穴位图

24.日月(GB24) 胆募穴

【定位】在胸部,第 7 肋间隙中,前正中线旁开 4 寸。(图 7-47)

【主治】呕吐,呃逆,胃脘痛,黄疸,胁肋胀痛。

【操作】斜刺或平刺 0.5~0.8 寸。

【速记】日月为第 7 肋间隙,期门为第 6 肋间隙。期门、日月均为乳头直下,二穴易混淆。

25.京门(GB25) 肾募穴

【定位】在上腹部,第 12 肋骨游离端的下际。(图 7-48)

【主治】小便不利,水肿,腹胀,泄泻,胁痛。

【操作】直刺 0.5~1 寸。

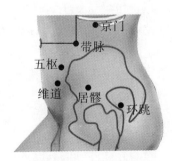

图 7-48 京门、带脉等穴位图

26. 带脉（GB26）

【定位】在侧腹部，第11肋骨游离端垂线与脐水平线的交点上。（图7-48）

【主治】带下，月经不调，疝气，小腹痛，胁痛。

【操作】直刺1～1.5寸。

【速记】章门直下，横平神阙。

27. 五枢（GB27）

【定位】在下腹部，横平脐下3寸，髂前上棘内侧。（图7-48）

【主治】腹痛，便秘，带下，月经不调，阴挺。

【操作】直刺1～1.5寸。

28. 维道（GB28）

【定位】在下腹部，髂前上棘内下0.5寸。（图7-48）

【主治】少腹痛，便秘，肠痛，阴挺，月经不调。

【操作】直刺1～1.5寸。

29. 居髎（GB29）

【定位】在臀区，髂前上棘与股骨大转子最凸点连线的中点处。（图7-48）

【主治】腰痛，下肢痿痹，疝气。

【操作】直刺1～1.5寸。

30. 环跳（GB30）

【定位】在臀区，股骨大转子最凸点与骶管裂孔连线的外1/3与内2/3交点处。（图7-48）

【主治】下肢痿痹，半身不遂，腰腿痛。

【操作】直刺2～3寸。

31. 风市（GB31）

【定位】在股部，直立垂手，掌心贴于大腿时，中指尖所指凹陷中，髂胫束后缘。（图7-49）

【主治】下肢痿痹，脚气，遍身瘙痒。

【操作】直刺1～1.5寸。

32. 中渎（GB32）

【定位】在股部，腘横纹上7寸，髂胫束后缘。（图7-49）

【主治】下肢痿痹，半身不遂，脚气。

【操作】直刺1～1.5寸。

【速记】人体两个带"渎"的穴位(四渎、中渎)都为7寸。

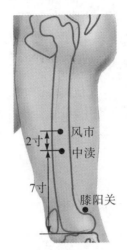

图 7-49　风市、中渎、膝阳关穴位图

33.膝阳关(GB33)

【定位】在膝部,股骨外上髁后上缘,股二头肌腱与髂胫束之间的凹陷中。

(图7-49)

【主治】半身不遂,膝膑肿痛挛急,小腿麻木,脚气。

【操作】直刺1～1.5寸。

34.阳陵泉(GB34)　合穴;八会穴(筋会)

【定位】在小腿外侧,腓骨头前下方凹陷中。(图7-50)

【主治】黄疸,口苦,胁肋疼痛,膝痛,小儿惊风。

【操作】直刺1～1.5寸。

35.阳交(GB35)　阳维脉郄穴

【定位】在小腿外侧,外踝尖上7寸,腓骨后缘。(图7-50)

【主治】下肢痿痹,胸胁胀满,癫狂。

【操作】直刺0.5～0.8寸。

【速记】胆经在小腿部的穴位,只有阳交在腓骨后缘,其余都在腓骨前缘。

36.外丘(GB36)　郄穴

【定位】在小腿外侧,外踝尖上7寸,腓骨前缘。(图7-50)

【主治】下肢痿痹,胸胁胀满,颈项强痛。

【操作】直刺 0.5～0.8 寸。

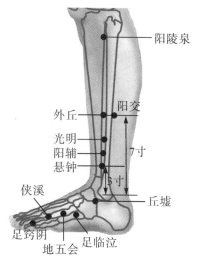

图 7-50　阳交、外丘等穴位图

37. 光明（GB37）　络穴

【定位】在小腿外侧，外踝尖上 5 寸，腓骨前缘。（图 7-50）

【主治】目痛，近视，乳房胀痛，乳汁少，下肢痿痹。

【操作】直刺 0.5～0.8 寸。

38. 阳辅（GB38）　经穴

【定位】在小腿外侧，外踝尖上 4 寸，腓骨前缘。（图 7-50）

【主治】偏头痛，目外眦痛，胸胁胀痛，下肢痿痹。

【操作】直刺 0.5～0.8 寸。

39. 悬钟（GB39）　八会穴（髓会）

【定位】在小腿外侧，外踝尖上 3 寸，腓骨前缘。（图 7-50）

【主治】颈项强痛，偏头痛，咽喉肿痛，便秘，胸胁胀满，下肢痿痹。

【操作】直刺 0.5～0.8 寸。

【速记】内、外踝尖上 3 寸连线上的 3 个穴位："三伏中"，即三阴交、跗阳、悬钟。

40. 丘墟（GB40）　原穴

【定位】在踝区，外踝的前下方，趾长伸肌腱的外侧凹陷中。（图 7-50）

【主治】胸胁胀痛，下肢痿痹，外踝肿痛，脚气。

【操作】直刺 0.5～0.8 寸。

41.足临泣(GB41) 输穴;八脉交会穴,通带脉

【定位】在足背,第4、5跖骨底结合部的前方,第5趾长伸肌腱外侧凹陷中。(图7-50)

【主治】偏头痛,目赤肿痛,目眩,目涩,乳痈,乳胀,月经不调,足跗肿痛。

【操作】直刺0.5～0.8寸。

【速记】胆经上的两对穴:头临泣与足临泣、头窍阴与足窍阴。

42.地五会(GB42)

【定位】在足背,第4、5跖骨间,第4跖趾关节近端凹陷中。(图7-50)

【主治】头痛,目赤,耳鸣,胁痛,足跗肿痛。

【操作】直刺0.5～0.8寸。

43.侠溪(GB43) 荥穴

【定位】在足背,第4、5趾间,趾蹼缘后方赤白肉际处。(图7-50)

【主治】头痛,眩晕,目痛,耳鸣,耳聋,热病。

【操作】直刺0.3～0.5寸。

44.足窍阴(GB44) 井穴

【定位】在足趾,第4趾末节外侧,趾甲根角侧后方0.1寸(指寸)。(图7-50)

【主治】头痛,目痛,耳鸣,耳聋,胁痛,失眠,多梦,足跗肿痛。

【操作】浅刺0.1寸,或点刺出血。

(三)小结

足少阳胆经常用腧穴的主治特点见表7-21。

表7-21 足少阳胆经常用腧穴的主治特点

疾病	常用腧穴	疾病	常用腧穴
目疾	风池、光明、太冲	面瘫	阳白、四白、攒竹
偏头痛	太阳透率谷	胸胁疼痛	阳陵泉、外丘、悬钟
坐骨神经痛	环跳	膝关节炎	阳陵泉透阴陵泉
慢性胆囊炎	阳陵泉(右侧)	遍身瘙痒	风市

三、足太阳膀胱经(BL)

(一)速记图解

足太阳膀胱经循行示意图见图7-51。

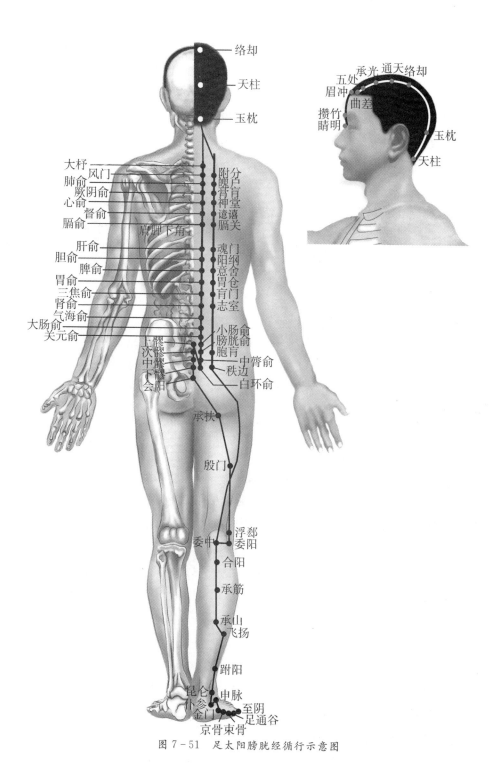

图 7-51　足太阳膀胱经循行示意图

(二)腧穴定位与主治

1. 睛明(BL1)

【定位】在面部,目内眦内上方眶内侧壁凹陷中。(图7-52)

【主治】近视,目赤肿痛,迎风流泪,急性腰痛。

【操作】嘱患者闭目,医者押手轻推眼球向外侧固定,刺手持针沿眼眶边缘缓慢刺入0.3~0.8寸。不宜捻转提插。

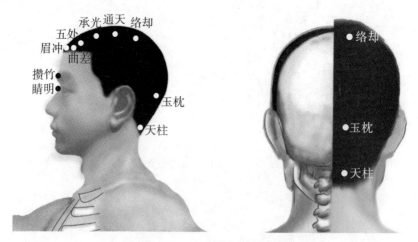

图7-52 睛明、攒竹等穴位图

2. 攒竹(BL2)

【定位】在面部,眉头凹陷中,额切迹处。(图7-52)

【主治】头痛,眉棱骨痛,眼睑下垂,迎风流泪,面瘫,腰痛。

【操作】可向眉中或向眼眶内缘平刺或斜刺0.5~0.8寸。

3. 眉冲(BL3)

【定位】在头部,额切迹直上入发际0.5寸。(图7-52)

【主治】头痛,眩晕,目视不明,鼻塞。

【操作】平刺0.3~0.5寸。

【速记】眉头直上,故曰眉冲。

4. 曲差(BL4)

【定位】在头部,前发际正中直上0.5寸,旁开1.5寸。(图7-52)

【主治】头痛,目视不明,鼻塞,鼻衄。

【操作】平刺0.5~0.8寸。

5.五处(BL5)

【定位】在头部,前发际正中直上 1 寸,旁开 1.5 寸。(图 7-52)

【主治】头痛,目眩,目视不明,癫痫。

【操作】平刺 0.5～0.8 寸。

6.承光(BL6)

【定位】在头部,前发际正中直上 2.5 寸,旁开 1.5 寸。(图 7-52)

【主治】头痛,眩晕,目视不明,鼻塞。

【操作】平刺 0.3～0.5 寸。

7.通天(BL7)

【定位】在头部,前发际正中直上 4 寸,旁开 1.5 寸。(图 7-52)

【主治】鼻塞,鼻渊,鼻衄,头痛,眩晕。

【操作】平刺 0.3～0.5 寸。

8.络却(BL8)

【定位】在头部,前发际正中直上 5.5 寸,旁开 1.5 寸。(图 7-52)

【主治】头晕,癫狂痫,耳鸣,鼻塞,目视不明。

【操作】平刺 0.3～0.5 寸。

9.玉枕(BL9)

【定位】在头部,横平枕外隆凸上缘,后发际正中旁开 1.3 寸。(图 7-52)

【主治】头项痛,目痛,目视不明,鼻塞。

【操作】平刺 0.3～0.5 寸。

10.天柱(BL10)

【定位】在颈后区,横平第 2 颈椎棘突上际,斜方肌外缘凹陷中。(图 7-52)

【主治】头痛,眩晕,项强,目视不明,鼻塞。

【操作】直刺或斜刺 0.5～0.8 寸,不可向内上方深刺,以免伤及延髓。

11.大杼(BL11) 八会穴(骨会)

【定位】在脊柱区,第 1 胸椎棘突下,后正中线旁开 1.5 寸。(图 7-53)

【主治】咳嗽,发热,头痛,项强,肩背痛。

【操作】斜刺 0.5～0.8 寸。本经背部诸穴,不宜深刺,以免伤及内部重要脏器。

【速记】"大杼风门肺厥心,督膈肝胆脾胃俞;三焦肾气海,大肠关元俞;小肠膀胱中脊环,上髎次髎中下髎。"依次代表大杼到下髎的 24 个穴位。膀胱经背部两条侧线的穴位很有规律,第 8 胸椎棘突下旁开无穴位,记住大杼的定位,其他穴位定位依次向下类推。

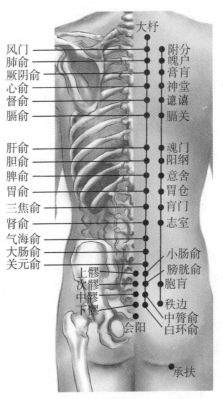

图 7-53　大杼、风门等穴位图

12. 风门(BL12)

【定位】在脊柱区,第 2 胸椎棘突下,后正中线旁开 1.5 寸。(图 7-53)

【主治】感冒,咳嗽,发热,头痛,项强,胸背痛。

【操作】斜刺 0.5～0.8 寸。

13. 肺俞(BL13)　背俞穴

【定位】在脊柱区,第 3 胸椎棘突下,后正中线旁开 1.5 寸。(图 7-53)

【主治】咳嗽,鼻塞,潮热盗汗,皮肤瘙痒,瘾疹。

【操作】斜刺 0.5～0.8 寸。

14. 厥阴俞(BL14)　背俞穴

【定位】在脊柱区,第 4 胸椎棘突下,后正中线旁开 1.5 寸。(图 7-53)

【主治】心痛,心悸,咳嗽,胸闷,呕吐。

【操作】斜刺 0.5～0.8 寸。

15. 心俞(BL15)　背俞穴

【定位】在脊柱区,第 5 胸椎棘突下,后正中线旁开 1.5 寸。(图 7 - 53)

【主治】心痛,心悸,心烦,失眠,健忘,盗汗。

【操作】斜刺 0.5～0.8 寸。

16. 督俞(BL16)

【定位】在脊柱区,第 6 胸椎棘突下,后正中线旁开 1.5 寸。(图 7 - 53)

【主治】心痛,胸闷,气喘,呃逆,腹痛,肠鸣。

【操作】斜刺 0.5～0.8 寸。

17. 膈俞(BI17)　八会穴(血会)

【定位】在脊柱区,第 7 胸椎棘突下,后正中线旁开 1.5 寸。(图 7 - 53)

【主治】胃脘痛,呕吐,呃逆,便血,咳嗽,气喘,瘾疹,瘙痒。

【操作】斜刺 0.5～0.8 寸。

18. 肝俞(BL18)　背俞穴

【定位】在脊柱区,第 9 胸椎棘突下,后正中线旁开 1.5 寸。(图 7 - 53)

【主治】黄疸,胁痛,目赤,目视不明,眩晕。

【操作】斜刺 0.5～0.8 寸。

19. 胆俞(BL19)　背俞穴

【定位】在脊柱区,第 10 胸椎棘突下,后正中线旁开 1.5 寸。(图 7 - 53)

【主治】黄疸,胁痛,口苦,呕吐,食不化,潮热。

【操作】斜刺 0.5～0.8 寸。

20. 脾俞(BL20)　背俞穴

【定位】在脊柱区,第 11 胸椎棘突下,后正中线旁开 1.5 寸。(图 7 - 53)

【主治】腹胀,呕吐,泄泻,食不化,咳嗽痰多,背痛。

【操作】斜刺 0.5～0.8 寸。

21. 胃俞(BL21)　背俞穴

【定位】在脊柱区,第 12 胸椎棘突下,后正中线旁开 1.5 寸。(图 7 - 53)

【主治】胃脘痛,呕吐,腹胀,肠鸣,胸胁痛。

【操作】斜刺 0.5～0.8 寸。

22.三焦俞(BL22)　背俞穴

【定位】在脊柱区,第1腰椎棘突下,后正中线旁开1.5寸。(图7－53)

【主治】水肿,小便不利,腹胀,泄泻,腰背强痛。

【操作】直刺0.5～1寸。

23.肾俞(BL23)　背俞穴

【定位】在脊柱区,第2腰椎棘突下,后正中线旁开1.5寸。(图7－53)

【主治】遗精,遗尿,月经不调,耳鸣,耳聋,气喘,消渴,五更泄泻,腰膝酸痛。

【操作】直刺0.5～1寸。

24.气海俞(BL24)

【定位】在脊柱区,第3腰椎棘突下,后正中线旁开1.5寸。(图7－53)

【主治】腰痛,痛经,腹胀,肠鸣,小便频数。

【操作】直刺0.5～1寸。

25.大肠俞(BL25)　背俞穴

【定位】在脊柱区,第4腰椎棘突下,后正中线旁开1.5寸。(图7－53)

【主治】腰痛,腹胀,泄泻,便秘,痢疾,痔疾。

【操作】直刺0.8～1.2寸。

26.关元俞(BL26)

【定位】在脊柱区,第5腰椎棘突下,后正中线旁开1.5寸。(图7－53)

【主治】腹胀,泄泻,小便频数或不利,遗尿,腰痛。

【操作】直刺0.8～1.2寸。

27.小肠俞(BL27)　背俞穴

【定位】在骶区,横平第1骶后孔,骶正中嵴旁开1.5寸。(图7－53)

【主治】遗精,遗尿,腹痛,泄泻,腰痛。

【操作】直刺或斜刺0.8～1寸。

28.膀胱俞(BL28)　背俞穴

【定位】在骶区,横平第2骶后孔,骶正中嵴旁开1.5寸。(图7－53)

【主治】小便不利,尿频,遗尿,泄泻,便秘,腰脊强痛。

【操作】直刺或斜刺0.8～1.2寸。

29.中膂俞(BL29)

【定位】在骶区,横平第3骶后孔,骶正中嵴旁开1.5寸。(图7－53)

【主治】痢疾,疝气,腰脊强痛。

【操作】直刺1～1.5寸。

30. 白环俞(BL30)

【定位】在骶区,横平第4骶后孔,骶正中嵴旁开1.5寸。(图7-53)

【主治】遗精,带下,月经不调,遗尿,腰骶疼痛。

【操作】直刺1～1.5寸。

31. 上髎(BL31)

【定位】在骶区,正对第1骶后孔中。(图7-53)

【主治】月经不调,遗精,小便不利,腰脊痛。

【操作】直刺1～1.5寸。

32. 次髎(BL32)

【定位】在骶区,正对第2骶后孔中。(图7-53)

【主治】月经不调,小便不利,遗精,腰痛,下肢痿痹。

【操作】直刺1～1.5寸。

33. 中髎(BL33)

【定位】在骶区,正对第3骶后孔中。(图7-53)

【主治】月经不调,小便不利,便秘,泄泻,腰痛。

【操作】直刺1～1.5寸。

34. 下髎(BL34)

【定位】在骶区,正对第4骶后孔中。(图7-53)

【主治】小腹痛,腰骶痛,小便不利,带下,便秘。

【操作】直刺1～1.5寸。

35. 会阳(BL35)

【定位】在骶区,尾骨端旁开0.5寸。(图7-53)

【主治】泄泻,痢疾,痔疾,阳痿,带下。

【操作】直刺1～1.5寸。

36. 承扶(BL36)

【定位】在股后区,臀沟的中点。(图7-54)

【主治】腰腿痛,下肢痿痹,痔疾。

【操作】直刺1～2寸。

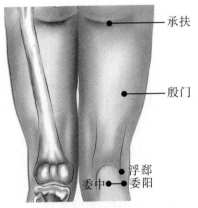

承扶

殷门

浮郄
委中● ●委阳

图 7-54　殷门、浮郄等穴位图

37.殷门(BL37)

【定位】在股后区,臀沟下 6 寸,股二头肌与半腱肌之间。(图 7-54)

【主治】腰腿痛,下肢痿痹。

【操作】直刺 1~2 寸。

【速记】伏兔与殷门都是腘横纹上 8 寸,即伏兔为髌底上 6 寸,殷门为臀沟下 6 寸,易混淆。

38.浮郄(BL38)

【定位】在膝后区,腘横纹上 1 寸,股二头肌腱的内侧缘。(图 7-54)

【主治】膝腘痛麻挛急。

【操作】直刺 1~2 寸。

39.委阳(BL39)　三焦下合穴

【定位】在膝部,腘横纹上,股二头肌腱的内侧缘。(图 7-54)

【主治】腹满,水肿,腰脊强痛,下肢挛痛。

【操作】直刺 1~1.5 寸。

40.委中(BL40)　合穴;膀胱经下合穴

【定位】在膝后区,腘横纹中点。(图 7-54)

【主治】腰痛,下肢痿痹,腹痛,吐泻,皮肤瘙痒,疔疮。

【操作】直刺 1~1.5 寸,针刺可有酸胀麻等感觉向下扩散至足,有时可向上扩散至臀;或用三棱针点刺腘静脉放血。

41.附分(BL41)

【定位】在脊柱区,第 2 胸椎棘突下,后正中线旁开 3 寸。(图 7-53)

【主治】颈项强痛,肩背拘急,肘臂麻木。

【操作】斜刺 0.5～0.8 寸。

【速记】"分户膏肓堂谚关,门阳意舍仓门至"。联想:分每户开荒之人白糖一罐,门前迎接,意舍匆忙赶到。此代表附分到至室的 12 个穴位,其位于膀胱经第二侧线上,第 1 胸椎棘突下旁开 3 寸为小肠经的肩外俞。

42. 魄户(BL42)

【定位】在脊柱区,第 3 胸椎棘突下,后正中线旁开 3 寸。(图 7-53)

【主治】咳嗽,气喘,肺痨,肩背痛。

【操作】斜刺 0.5～0.8 寸。

43. 膏肓(BL43)

【定位】在脊柱区,第 4 胸椎棘突下,后正中线旁开 3 寸。(图 7-53)

【主治】咳嗽,气喘,盗汗,肺痨,健忘,虚劳。

【操作】斜刺 0.5～0.8 寸。

44. 神堂(BL44)

【定位】在脊柱区,第 5 胸椎棘突下,后正中线旁开 3 寸。(图 7-53)

【主治】心痛,心悸,咳嗽,胸闷,背痛。

【操作】斜刺 0.5～0.8 寸。

45. 谚谑(BL45)

【定位】在脊柱区,第 6 胸椎棘突下,后正中线旁开 3 寸。(图 7-53)

【主治】咳嗽,气喘,疟疾,热病,肩背痛。

【操作】斜刺 0.5～0.8 寸。

46. 膈关(BL46)

【定位】在脊柱区,第 7 胸椎棘突下,后正中线旁开 3 寸。(图 7-53)

【主治】呕吐,呃逆,嗳气,食不下,脊背强痛。

【操作】斜刺 0.5～0.8 寸。

47. 魂门(BL47)

【定位】在脊柱区,第 9 胸椎棘突下,后正中线旁开 3 寸。(图 7-53)

【主治】胸胁痛,呕吐,泄泻,黄疸,背痛。

【操作】斜刺 0.5～0.8 寸。

48. 阳纲(BL48)

【定位】在脊柱区,第 10 胸椎棘突下,后正中线旁开 3 寸。(图 7-53)

【主治】肠鸣,泄泻,腹痛,黄疸,消渴。

【操作】斜刺 0.5～0.8 寸。

49.意舍(BL49)

【定位】在脊柱区,第 11 胸椎棘突下,后正中线旁开 3 寸。(图 7－53)

【主治】腹胀,肠鸣,泄泻,呕吐。

【操作】斜刺 0.5～0.8 寸。

50.胃仓(BL50)

【定位】在脊柱区,第 12 胸椎棘突下,后正中线旁开 3 寸。(图 7－53)

【主治】胃脘痛,腹胀,小儿食积,水肿。

【操作】斜刺 0.5～0.8 寸。

51.肓门(BL51)

【定位】在腰区,第 1 腰椎棘突下,后正中线旁开 3 寸。(图 7－53)

【主治】腹痛,痞块,便秘。

【操作】直刺 0.8～1 寸。

52.志室(BL52)

【定位】在腰区,第 2 腰椎棘突下,后正中线旁开 3 寸。(图 7－53)

【主治】遗精,阳痿,遗尿,月经不调,腰脊强痛。

【操作】直刺 0.8～1 寸。

53.胞肓(BL53)

【定位】在骶区,横平第 2 骶后孔,骶正中嵴旁开 3 寸。(图 7－53)

【主治】小便不利,肠鸣,腹胀,便秘,腰脊痛。

【操作】直刺 0.8～1 寸。

54.秩边(BL54)

【定位】在骶区,横平第 4 骶后孔,骶正中嵴旁开 3 寸。(图 7－53)

【主治】腰腿痛,下肢痿痹,便秘,小便不利。

【操作】直刺 1.5～3 寸。

55.合阳(BL55)

【定位】在小腿后区,腘横纹下 2 寸,腓肠肌内、外侧头之间。(图 7－55)

【主治】腰脊强痛,下肢痿痹,疝气,崩漏。

【操作】直刺 1～2 寸。

【速记】腓肠肌内、外侧头（2头）之间，即合阳在腘横纹下 2 寸。

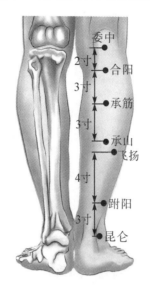

图 7-55　合阳、承筋等穴位图

56. 承筋（BL56）

【定位】在小腿后区，腘横纹下 5 寸，腓肠肌两肌腹之间。（图 7-55）

【主治】腰腿拘急疼痛，痔疾。

【操作】直刺 0.3～0.5 寸。

57. 承山（BL57）

【定位】在小腿后区，腓肠肌两肌腹与肌腱交角处。（图 7-55）

【主治】痔疾，便秘，腰腿拘急疼痛，足跟痛。

【操作】直刺 1～2 寸。不宜做过强的刺激，以免引起腓肠肌痉挛。

58. 飞扬（BL58）　络穴

【定位】在小腿后区，昆仑直上 7 寸，腓肠肌外下缘与跟腱移行处。（图 7-55）

【主治】头痛，目眩，鼻塞，鼻衄，腰背痛，腿软无力，痔疾。

【操作】直刺 0.8～1.5 寸。

59. 跗阳（BL59）

【定位】在小腿后区，昆仑直上 3 寸，腓骨与跟腱之间。（图 7-55）

【主治】头痛，头重，腰腿痛，外踝肿痛。

【操作】直刺 0.8～1.2 寸。

60.昆仑(BL60) 经穴

【定位】在踝区,外踝尖与跟腱之间的凹陷中。(图7-55、图7-56)

【主治】头痛,项强,腰痛,足跟肿痛。

【操作】直刺0.5~1寸。

61.仆参(BL61)

【定位】在踝区,昆仑直下,跟骨外侧,赤白肉际处。(图7-56)

【主治】下肢痿痹,足跟痛,癫痫。

【操作】直刺0.3~0.5寸。

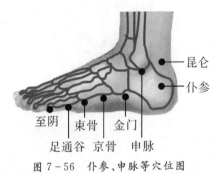

图7-56 仆参、申脉等穴位图

62.申脉(BL62) 八脉交会穴,通阳跷

【定位】在踝区,外踝尖直下,外踝下缘与跟骨之间凹陷中。(图7-56)

【主治】头痛,眩晕,失眠,足外翻,腰腿痛,目赤痛,眼睑下垂。

【操作】直刺0.3~0.5寸。

63.金门(BL63) 郄穴

【定位】在足背,外踝前缘直下,第5跖骨粗隆后下方,骰骨下缘凹陷中。

(图7-56)

【主治】头痛,腰痛,下肢痹痛,外踝肿痛。

【操作】直刺0.3~0.5寸。

64.京骨(BL64) 原穴

【定位】在跖区,第5跖骨粗隆前下方,赤白肉际处。(图7-56)

【主治】头痛,项强,目翳,腰腿痛。

【操作】直刺0.3~0.5寸。

65.束骨(BL65) 输穴

【定位】在跖区,第5跖趾关节的近端,赤白肉际处。(图7-56)

【主治】头痛,项强,目眩,腰腿痛。

【操作】直刺 0.3～0.5 寸。

66. 足通谷(BL66) 荥穴

【定位】在足趾,第 5 跖趾关节的远端,赤白肉际处。(图 7 - 56)

【主治】头痛,项强,目眩,鼻衄,癫狂。

【操作】直刺 0.2～0.3 寸。

67. 至阴(BL67) 井穴

【定位】在足趾,小趾末节外侧,趾甲根角侧后方 0.1 寸(指寸)。(图 7 - 56)

【主治】胎位不正,难产,胞衣不下,头痛,目痛,鼻塞。

【操作】浅刺 0.1 寸。胎位不正用灸法。

【速记】膀胱经(阳经)循行由此穴相接于肾经(阴经),由阳至阴,故名至阴。

(三)小结

足太阳膀胱经常用腧穴的主治特点见表 7 - 22。

表 7 - 22　足太阳膀胱经常用腧穴的主治特点

疾病	常用腧穴
心、肺疾病	第 1 胸椎至第 6 胸椎之间两侧的腧穴
肝、胆、脾疾病	第 7 胸椎至第 10 胸椎之间两侧的腧穴
肾、膀胱、子宫等疾病	第 1 腰椎至第 5 骶椎两侧的腧穴
急性腰扭伤	昆仑(双侧)
呃逆	攒竹
落枕	昆仑(健侧)
胎位不正	至阴

四、本节规律总结

1. 外踝尖至腘横纹附近诸穴

外踝尖至腘横纹附近诸穴见表 7 - 23。

表 7-23　外踝至腘横纹附近诸穴

部位	胃经(前侧)	胆经(外侧)	膀胱经(后侧)
踝区	解溪	—	昆仑
外踝上 3 寸	—	悬钟	跗阳
外踝上 4 寸	—	阳辅	—
外踝上 5 寸	—	光明	—
外踝上 7 寸	下巨虚	外丘、阳交	飞扬
外踝上 8 寸	条口、丰隆	—	承山

2.腘横纹附近诸穴

腘横纹附近诸穴见表 7-24。

表 7-24　腘横纹附近诸穴

部位	胃经(前侧)	胆经(外侧)	膀胱经(后侧)
腘横纹下 5 寸	—	—	承筋
腘横纹下 3 寸	足三里	—	—
腘横纹下 2 寸	—	—	合阳
腘横纹	—	—	委中、委阳
腘横纹上 1 寸	—	—	浮郄
髌底上 2 寸	梁丘	—	—
髌底上 3 寸	阴市	—	—
髌底上 6 寸	伏兔	—	—
腘横纹上 7 寸	—	中渎	—

第五节　任脉、督脉经络与腧穴

任脉起于会阴，循行于人体前正中线，止于目眶下；督脉起于会阴，循行于人体后正中线，止于口唇部。任脉与督脉主治比较见表7-25。

表7-25　任、督二脉主治规律

经络	主治疾病
任脉	中风脱证、虚寒、下焦病、脏腑病、神志病
督脉	中风昏迷、热病、头部疾病、项背腰骶部疾病、脏腑病、神志病

一、任脉（CV）

（一）速记图解

任脉循行示意图见图7-57。

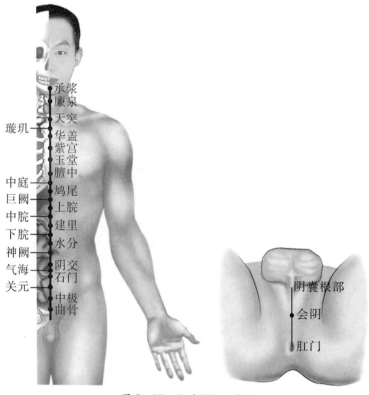

图7-57　任脉循行示意图

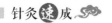
（二）任脉腧穴定位与主治

1. 会阴（CV1）

【定位】在会阴部，男性在阴囊根部与肛门连线的中点；女性在大阴唇后联合与肛门连线的中点。（图7-57）

【主治】小便不利，遗尿，遗精，月经不调，溺水窒息，昏迷。

【操作】直刺0.5～1寸。孕妇慎用。

2. 曲骨（CV2）

【定位】在下腹部，耻骨联合上缘，前正中线上。（图7-58）

【主治】少腹胀满，小便不利，遗尿，遗精，月经不调，痛经。

【操作】直刺0.5～1寸，本穴深部为膀胱，应在排尿后进行针刺。孕妇慎用。

【速记】膀胱附近的腧穴针刺操作时都应排尿后进针；小腹及腰骶部的穴位，孕妇慎用。

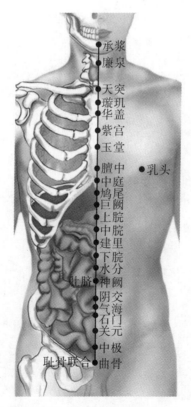

图7-58　曲骨、中极等穴位图

3.中极(CV3)　膀胱经募穴

【定位】在下腹部,脐中下 4 寸,前正中线上。(图 7－58)

【主治】少腹胀满,小便不利,遗尿,遗精,月经不调。

【操作】直刺 0.5～1 寸,应在排尿后进行针刺。孕妇慎用。

4.关元(CV4)　小肠经募穴

【定位】在下腹部,脐中下 3 寸,前正中线上。(图 7－58)

【主治】中风脱证,虚劳羸瘦,少腹疼痛,腹泻,遗尿,阳痿,早泄,月经不调,痛经。本穴有强壮作用,为保健要穴。

【操作】直刺 0.5～1 寸,应在排尿后进行针刺;多用灸法。孕妇慎用。

5.石门(CV5)　三焦经募穴

【定位】在下腹部,脐中下 2 寸,前正中线上。(图 7－58)

【主治】腹痛,泄泻,水肿,小便不利,遗精。

【操作】直刺 0.5～1 寸。孕妇慎用。

6.气海(CV6)　肓之原穴

【定位】在下腹部,脐中下 1.5 寸,前正中线上。(图 7－58)

【主治】中风脱证,虚劳羸瘦,脏气衰惫,乏力,腹痛,泄泻,便秘,小便不利,阳痿,遗精,月经不调。本穴有强壮作用,为保健要穴。

【操作】直刺 0.5～1 寸;多用灸法。孕妇慎用。

7.阴交(CV7)

【定位】在下腹部,脐中下 1 寸,前正中线上。(图 7－58)

【主治】腹痛,水肿,泄泻,月经不调,带下。

【操作】直刺 0.5～1 寸;多用灸法。孕妇慎用。

8.神阙(CV8)

【定位】在脐区,脐中央。(图 7－58)

【主治】中风脱证,腹痛,腹胀,泄泻,便秘,水肿,小便不利。

【操作】一般不针刺,多用艾条或艾炷隔盐灸。

【速记】"神教海石关中曲,尾曲婉婉里晚分",依次代表曲骨到鸠尾的 14 个穴位。

9.水分(CV9)

【定位】在上腹部,脐中上 1 寸,前正中线上。(图 7－58)

【主治】腹痛,泄泻,反胃,吐食,水肿,小便不利。

【操作】直刺 0.5～1 寸;多用灸法。

10.下脘(CV10)

【定位】在上腹部,脐中上 2 寸,前正中线上。(图 7-58)

【主治】腹痛,食谷不化,呕吐,泄泻。

【操作】直刺 0.5～1 寸。

11.建里(CV11)

【定位】在上腹部,脐中上 3 寸,前正中线上。(图 7-58)

【主治】胃痛,腹胀,呕吐,水肿。

【操作】直刺 0.5～1 寸。

12.中脘(CV12)　胃经募穴;八会穴(腑会)

【定位】在上腹部,脐中上 4 寸,前正中线上。(图 7-58)

【主治】胃痛,呕吐,吞酸,腹胀,泄泻,失眠。

【操作】直刺 0.5～1 寸。

13.上脘(CV13)

【定位】在上腹部,脐中上 5 寸,前正中线上。(图 7-58)

【主治】胃痛,纳呆,呕吐,呃逆,腹胀。

【操作】直刺 0.5～1 寸。

14.巨阙(CV14)　心经募穴

【定位】在上腹部,脐中上 6 寸,前正中线上。(图 7-58)

【主治】胸痛,胸闷,心悸,腹胀,呕吐。

【操作】直刺 0.3～0.6 寸;不可深刺,以免损伤内脏;可灸。

【速记】上腹部,脐中上 6 寸以上的腧穴多向下斜刺,以免伤及内脏。

15.鸠尾(CV15)　络穴;膏之原穴

【定位】在上腹部,剑胸结合部下 1 寸,前正中线上。(图 7-58)

【主治】胸痛,胸闷,心悸,呃逆,呕吐,腹胀。

【操作】向下斜刺 0.3～0.6 寸。

16.中庭(CV16)

【定位】在胸部,剑胸结合中点处,前正中线上。(图 7-58)

【主治】胸胁胀满,呃逆,呕吐,梅核气。

【操作】平刺 0.3～0.5 寸。

【速记】"突击华宫狱中停",代表天突到中庭的 7 个穴位。

17. 膻中(CV17)　心包经募穴;八会穴(气会)

【定位】在胸部,横平第 4 肋间隙,前正中线上。(图 7-58)

【主治】胸闷,胸痛,心痛,心悸,咳嗽,乳汁少,乳痈,呕吐,呃逆。

【操作】平刺 0.3～0.5 寸。

18. 玉堂(CV18)

【定位】在胸部,横平第 3 肋间隙,前正中线上。(图 7-58)

【主治】胸闷,胸痛,咳嗽,气喘,乳房胀痛。

【操作】平刺 0.3～0.5 寸。

19. 紫宫(CV19)

【定位】在胸部,横平第 2 肋间隙,前正中线上。(图 7-58)

【主治】胸闷,胸痛,咳嗽,气喘。

【操作】平刺 0.3～0.5 寸。

20. 华盖(CV20)

【定位】在胸部,横平第 1 肋间隙,前正中线上。(图 7-58)

【主治】咳嗽,气喘,胸痛,咽喉肿痛。

【操作】平刺 0.3～0.5 寸。

21. 璇玑(CV21)

【定位】在胸部,胸骨上窝下 1 寸,前正中线上。(图 7-58)

【主治】咳嗽,气喘,胸痛,咽喉肿痛。

【操作】平刺 0.3～0.5 寸。

22. 天突(CV22)

【定位】在颈前区,胸骨上窝中央,前正中线上。(图 7-58)

【主治】咳嗽,气喘,咽喉肿痛,梅核气。

【操作】先直刺 0.2～0.3 寸,当针尖超过胸骨柄内缘后,将针尖转向下方、紧靠胸骨柄后缘、气管前缘缓慢向下刺入 0.5～1 寸;必须严格注意针刺角度和深度,以防止刺伤肺和有关动、静脉。

23. 廉泉(CV23)

【定位】在颈前区,喉结上方,舌骨上缘凹陷处,前正中线上。(图 7-58、图

7-59)

【主治】舌下肿痛,舌强不语,暴喑,吞咽困难,咽喉肿痛。

【操作】向舌根斜刺 0.5~0.8 寸。

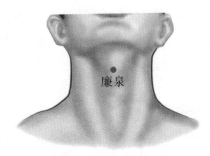

廉泉

图 7-59　廉泉穴位图

24.承浆(CV24)

【定位】在面部,颏唇沟的正中凹陷处。(图 7-58)

【主治】口㖞,流涎,口舌生疮,面痛,暴喑。

【操作】斜刺 0.3~0.5 寸。

(三)小结

1.常用腧穴的主治特点

任脉常用腧穴的主治特点见表 7-26。

表 7-26　任脉常用腧穴的主治特点

疾病	常用腧穴	疾病	常用腧穴
泌尿系统	气海、关元、中极	失语	廉泉
胃肠病	中脘、下脘、建里	流涎	承浆
咳嗽	天突、膻中、华盖	腹泻	神阙(灸法)

2.任脉经穴歌(共 24 穴)

会阴曲骨中极痛,关元石门气海生,阴交神阙上水分,下脘建里中上脘,巨阙鸠尾步中庭,膻中玉堂连紫宫,华盖璇玑天突逢,廉泉承浆任脉终。

二、督脉（GV）

(一)速记图解

督脉循行示意图见图 7-60。

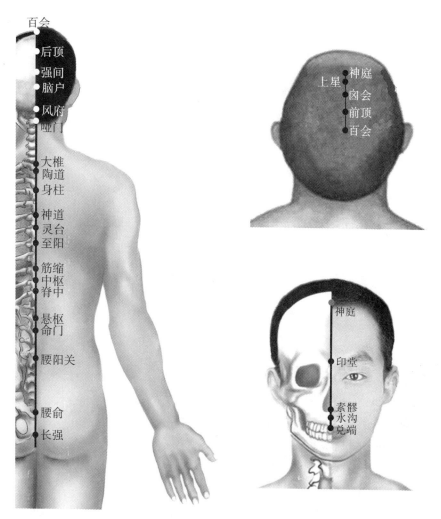

图 7-60　督脉循行示意图

（二）督脉腧穴定位与主治

1. 长强（GV1）　络穴

【定位】在会阴区，尾骨下方，尾骨端与肛门连线的中点处。（图 7-61）

【主治】痔疾，脱肛，泄泻，便秘，腰痛。

【操作】紧靠尾骨前面斜刺 0.5～1 寸；不宜直刺，以免伤及直肠。

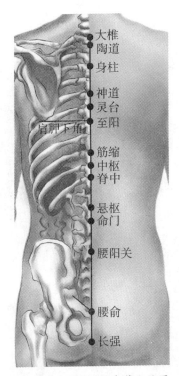

大椎
陶道
身柱
神道
灵台
至阳
肩胛下角
筋缩
中枢
脊中
悬枢
命门
腰阳关
腰俞
长强

图 7－61　长强、腰俞等穴位图

2.腰俞(GV2)

【定位】在骶区,正对骶管裂孔,后正中线上。(图7－61)

【主治】腰脊强痛,下肢痿痹,月经不调,腹泻,便秘。

【操作】向上斜刺0.5～1寸。

3.腰阳关(GV3)

【定位】在脊柱区,第4腰椎棘突下凹陷中,后正中线上。(图7－61)

【主治】腰骶疼痛,下肢痿痹,月经不调,遗精。

【操作】向上斜刺0.5～1寸。多用灸法。

【速记】"悬枢命门腰阳关,脊中筋缩至灵台,神道身柱陶大椎。"依次代表腰阳关到大椎的12个穴位。悬枢、命门、腰阳关分别位于第1、2、4腰椎棘突下,陶道、身柱、神道分别位于第1、3、5胸椎棘突下。

4.命门(GV4)

【定位】在脊柱区,第2腰椎棘突下凹陷中,后正中线上。(图7－61)

【主治】腰痛,遗精,月经不调,遗尿,泄泻。

【操作】向上斜刺 0.5～1 寸。多用灸法。

【速记】棘突上、下缘之间的腧穴,针刺操作时应沿棘突方向进针。

5. 悬枢(GV5)

【定位】在脊柱区,第 1 腰椎棘突下凹陷中,后正中线上。(图 7-61)

【主治】腰脊强痛,腹痛,泄泻,肠鸣。

【操作】向上斜刺 0.5～1 寸。

6. 脊中(GV6)

【定位】在脊柱区,第 11 胸椎棘突下凹陷中,后正中线上。(图 7-61)

【主治】强脊强痛,泄泻,脱肛,痔疾,黄疸。

【操作】向上斜刺 0.5～1 寸。

7. 中枢(GV7)

【定位】在脊柱区,第 10 胸椎棘突下凹陷中,后正中线上。(图 7-61)

【主治】腰背疼痛,胃病,呕吐,腹满,黄疸。

【操作】向上斜刺 0.5～1 寸。

8. 筋缩(GV8)

【定位】在脊柱区,第 9 胸椎棘突下凹陷中,后正中线上。(图 7-61)

【主治】抽搐,脊强,胃痛,癫痫。

【操作】向上斜刺 0.5～1 寸。

9. 至阳(GV9)

【定位】在脊柱区,第 7 胸椎棘突下凹陷中,后正中线上。(图 7-61)

【主治】脊背强痛,黄疸,胁痛,身热,咳喘。

【操作】向上斜刺 0.5～1 寸。

【速记】至,到也;阳,阳部也。人体以背为阳,横膈以以下为阳中之阴。横膈以上为阳中之阳,阳中之阳,阳之至也,故名。

10. 灵台(GV10)

【定位】在脊柱区,第 6 胸椎棘突下凹陷中,后正中线上。(图 7-61)

【主治】脊背强痛,气喘,咳嗽,疔疮。

【操作】向上斜刺 0.5～1 寸。

11. 神道(GV11)

【定位】在脊柱区,第 5 胸椎棘突下凹陷中,后正中线上。(图 7-61)

【主治】脊背强痛,心痛,心悸,失眠,健忘,咳嗽。

【操作】向上斜刺 0.5～1 寸。

12. 身柱(GV12)

【定位】在脊柱区,第 3 胸椎棘突下凹陷中,后正中线上。(图 7-61)

【主治】脊背强痛,身热头痛,咳嗽,气喘,癫痫。

【操作】向上斜刺 0.5～1 寸。

13. 陶道(GV13)

【定位】在脊柱区,第 1 胸椎棘突下凹陷中,后正中线上。(图 7-61)

【主治】脊强,恶寒发热,咳嗽,气喘,热病,骨蒸潮热,癫狂。

【操作】向上斜刺 0.5～1 寸。

14. 大椎(GV14)

【定位】在脊柱区,第 7 颈椎棘突下凹陷中,后正中线上。(图 7-61)

【主治】头项强痛,恶寒发热,咳嗽,气喘,热病,骨蒸潮热,癫狂,风疹,痤疮。

【操作】向上斜刺 0.5～1 寸。

15. 哑门(GV15)

【定位】在颈后区,第 2 颈椎棘突上际凹陷中,后正中线上。(图 7-62)

【主治】暴喑,舌强不语,头痛,项强,中风。

【操作】正坐位,头微前倾,项部放松,向下颌方向缓慢刺入 0.5～1 寸;不可向上深刺,以免刺入枕骨大孔,伤及延髓。

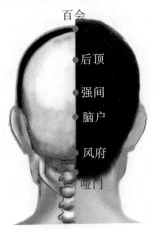

图 7-62 哑门、风府等穴位图

16. 风府(GV16)

【定位】在颈后区,枕外隆凸直下,两侧斜方肌之间凹陷中。(图 7 - 62)

【主治】头痛,眩晕,项强,咽喉肿痛,失音。

【操作】伏案正坐位,头微前倾,项肌放松,向下颌方向缓慢刺入 0.5～1 寸;不可向上深刺,避免刺入枕骨大孔,误伤延髓。

17. 脑户(GV17)

【定位】在头部,枕外隆凸的上缘凹陷处。(图 7 - 62)

【主治】项强,头痛,眩晕,癫痫。

【操作】平刺 0.5～0.8 寸。

18. 强间(GV18)

【定位】在头部,后发际正中直上 4 寸。(图 7 - 62)

【主治】项强,头痛,目眩,癫痫。

【操作】平刺 0.5～0.8 寸。

19. 后顶(GV19)

【定位】在头部,后发际正中直上 5.5 寸。(图 7 - 62)

【主治】头痛,眩晕,癫痫。

【操作】平刺 0.5～0.8 寸。

20. 百会(GV20)

【定位】在头部,前发际正中直上 5 寸。(图 7 - 62、图 7 - 63)

【主治】头风,头痛,眩晕,耳鸣,中风,痴呆,癫痫,失眠,健忘,腹泻。

【操作】平刺 0.5～0.8 寸;升阳举陷可用灸法。

21. 前顶(GV21)

【定位】在头部,前发际正中直上 3.5 寸。(图 7 - 63)

【主治】中风,头痛,眩晕,鼻渊,癫痫。

【操作】平刺 0.5～0.8 寸。

22. 囟会(GV22)

【定位】在头部,前发际正中直上 2 寸。(图 7 - 63)

【主治】头痛,眩晕,鼻渊,癫痫。

【操作】平刺 0.5～0.8 寸。小儿前囟未闭者禁针。

23. 上星(GV23)

【定位】在头部,前发际正中直上 1 寸。(图 7 - 63)

【主治】鼻渊,鼻衄,头痛,目痛,热病。

【操作】平刺0.5~0.8寸。

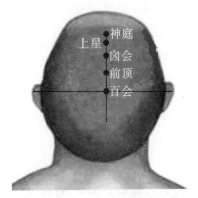

图7-63 百会、前顶等穴位图

24.神庭(GV24)

【定位】在头部,前发际正中直上0.5寸。(图7-63、图7-64)

【主治】癫痫,中风,失眠,鼻渊,鼻衄。

【操作】平刺0.5~0.8寸。

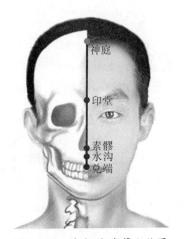

图7-64 神庭、印堂等穴位图

25.素髎(GV25)

【定位】在面部,鼻尖的正中央。(图7-64)

【主治】昏迷,惊厥,窒息,鼻塞。

【操作】向上斜刺0.3~0.5寸,或点刺出血。急救要穴之一。

26. 水沟(GV26)

【定位】在面部,人中沟的上 1/3 与中 1/3 交点处。(图 7 - 64)

【主治】昏迷,晕厥,中风,中暑,惊风,面肿,口㖞,齿痛,闪挫腰痛,牙关紧闭。

【操作】向上斜刺 0.3～0.5 寸,强刺激;或用指甲掐按。急救要穴之一。

27. 兑端(GV27)

【定位】在面部,上唇结节的中点。(图 7 - 64)

【主治】面瘫,齿龈肿痛,鼻塞,鼻衄,昏厥。

【操作】向上斜刺 0.2～0.3 寸。

28. 龈交(GV28)

【定位】在上唇内,上唇系带与上牙龈的交点。(图 7 - 65)

【主治】口㖞,口噤,口臭,牙龈肿痛,项强。

【操作】向上斜刺 0.2～0.3 寸,或点刺出血。

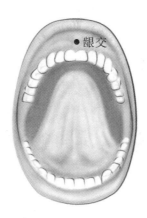

图 7 - 65 龈交穴位图

29. 印堂(GV29)

【定位】在头部,两眉毛内侧端中间的凹陷中。(图 7 - 64)

【主治】头痛,眩晕,失眠,鼻塞,眉棱骨痛,小儿惊风。

【操作】提捏进针,从上向下平刺,或向左、右透刺攒竹、睛明等,深 0.5～1 寸。

【速记】皮肤浅薄部位的腧穴常用提捏进针法,皮肤松弛部位的腧穴常用舒张进针法。

(三)小结

1.常用腧穴的主治特点

督脉常用腧穴的主治特点见表 7 - 27。

表 7 - 27　督脉常用腧穴的主治特点

疾病	常用腧穴	疾病	常用腧穴
下垂证	百会(灸法)	痔疮	龈交
高热	大椎(点刺放血)	鼻出血	上星
头顶痛	百会(点刺放血)	昏迷	水沟、素髎

2.督脉经穴歌(共 29 穴)

督脉廿九行于脊,长强腰俞阳关密,命门悬枢接腰脊①,中枢筋缩至阳七②,灵台神道身柱长,陶道大椎哑门上,风府脑户强间遇,后会前会③上星随,神庭素髎水沟系,唇外兑端交堂④内。

注:①指脊中。②指至阳位于第 7 胸椎棘突下。③指后顶、百会、前顶、囟会。④指龈交、印堂。

第六节　常用经外奇穴

一、头颈部奇穴

1.四神聪(EX - HN1)

【定位】在头部,百会前、后、左、右各旁开 1 寸,共 4 穴。(图 7 - 66)

【主治】失眠,健忘,头痛,眩晕,癫痫。

【操作】平刺 0.5～0.8 寸。

2.鱼腰(EX - HN4)

【定位】在头部,瞳孔直上,眉毛中。(图 7 - 67)

【主治】目赤肿痛,目翳,眼睑𥆧动,口眼㖞斜,眼睑下垂,眉棱骨痛。

【操作】平刺 0.3～0.5 寸。

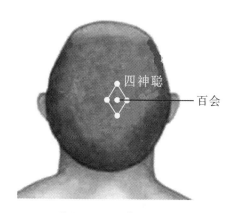
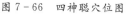

图 7-66 四神聪穴位图

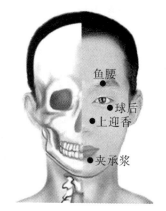

图 7-67 鱼腰、球后等穴位图

3.球后(EX-HN7)

【定位】在面部,眶下缘外 1/4 与内 3/4 交界处。(图 7-67)

【主治】目疾。

【操作】轻压眼球向上,沿眼眶下缘略向内上方朝视神经方向,缓慢刺入 0.5～0.8 寸,不提插。出针时按压局部 1～3 分钟,以防出血。

4.夹承浆

【定位】在面部,承浆穴左、右各旁开 1 寸。(图 7-67)

【主治】口㖞,齿龈肿痛。

【操作】斜刺或平刺 0.3～0.5 寸。

5.上迎香(EX-HN8)

【定位】在面部,鼻翼软骨与鼻甲的交界处,近鼻唇沟上端处。(图 7-67)

【主治】鼻塞,鼻渊,头痛,迎风流泪。

【操作】向内上方平刺 0.3～0.5 寸。

6.内迎香(EX-HN9)

【定位】在鼻孔内,鼻翼软骨与鼻甲交界的黏膜处。(图 7-68)

【主治】鼻塞,鼻痒,咽喉痛,目赤肿痛,急性角膜炎,热病,中暑,眩晕。

【操作】点刺出血。有出血体质者忌用。

7.金津、玉液(EX-HN12、EX-HN13)

【定位】在口腔内,舌下系带的静脉上。左侧为金津,右侧为玉液。(图 7-71)

【主治】舌强不语,舌肿,口疮,失语,消渴。

【操作】点刺出血。有出血体质者忌用。

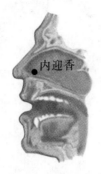

图 7-68　内迎香穴位图

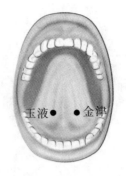

图 7-69　金津、玉液穴位图

8. 太阳(EX-HN5)

【定位】在头部,当眉梢与目外眦之间,向后约一横指的凹陷处。(图 7-70)

【主治】目赤肿痛,目眩,目涩,偏正头痛,口眼㖞斜,齿痛。

【操作】直刺或斜刺 0.3~0.5 寸,或点刺出血。

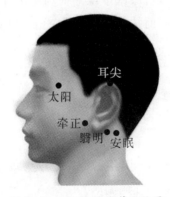

图 7-70　太阳、耳尖等穴位图

9. 耳尖(EX-HN6)

【定位】在耳区,在外耳轮的最高点。(图 7-70)

【主治】目赤肿痛,目翳,麦粒肿,咽喉肿痛,偏正头痛。

【操作】直刺 0.1~0.2 寸。

10. 牵正

【定位】在面部,耳垂前 0.5~1 寸的压痛处。(图 7-70)

【主治】口㖞,口疮。

【操作】向前斜刺 0.5～0.8 寸。

11. 翳明(EX - HN14)

【定位】在颈部,翳风后 1 寸。(图 7 - 70)

【主治】头痛,眩晕,失眠,目疾,耳鸣。

【操作】直刺 0.5～1 寸。

12. 安眠

【定位】在项部,翳风与风池连线的中点处。(图 7 - 70)

【主治】失眠,头痛,眩晕,心悸,癫狂。

【操作】直刺 0.8～1.2 寸。

13. 颈百劳(EX - HN15)

【定位】在项部,第 7 颈椎棘突直上 2 寸,后正中线旁开 1 寸。(图 7 - 71)

【主治】颈项强痛,咳嗽,气喘,骨蒸潮热,盗汗,自汗。

【操作】直刺 0.8～1.2 寸。

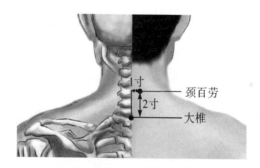

图 7 - 71 颈百劳穴位图

二、胸腹腰背部奇穴

1. 子宫(EX - CA1)

【定位】在下腹部,脐中下 4 寸,前正中线旁开 3 寸。(图 7 - 72)

【主治】子宫脱垂,不孕,痛经,月经不调。

【操作】直刺 0.8～1 寸。

2. 提托

【定位】在下腹部,脐中下 3 寸,前正中线旁开 4 寸。(图 7 - 72)

【主治】脏器下垂,腹痛,痛经。

【操作】直刺 0.5～1 寸。

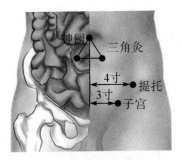

图 7-72　子宫、提托等穴位图

3.三角灸

【定位】在下腹部,以患者两口角之间的长度为一边,做一等边三角形,将顶角置于患者脐心,底边呈水平线,两底角处取该穴。(图 7-72)

【主治】疝气,腹痛。

【操作】灸法。

4.定喘(EX-B1)

【定位】在脊柱区,横平第 7 颈椎棘突下,后正中线旁开 0.5 寸。(图 7-73)

【主治】哮喘,咳嗽,落枕,上肢肩背痛。

【操作】直刺 0.5～0.8 寸;可灸。

5.夹脊(EX-B2)

【定位】在脊柱区,第 1 胸椎至第 5 腰椎棘突下两侧,后正中线旁开 0.5 寸,一侧 17 穴。(图 7-73)

【主治】上胸部的穴位——心、肺、上肢疾病;下胸部的穴位——胃肠疾病;腰部的穴位——腰腹及下肢疾病。

【操作】直刺 0.3～0.5 寸,或梅花针叩刺。

6.胃脘下俞(EX-B3)

【定位】在脊柱区,横平第 8 胸椎棘突下,后正中线旁开 1.5 寸。(图 7-73)

【主治】胃痛,腹痛,胸胁痛,消渴,胰腺炎。

【操作】斜刺 0.3～0.5 寸。

7.痞根(EX-B4)

【定位】在腰区,横平第 1 腰椎棘突下,后正中线旁开 3.5 寸。(图 7-73)

【主治】腹痛,腰痛,消渴,胰腺炎。

【操作】直刺 0.5～1 寸。

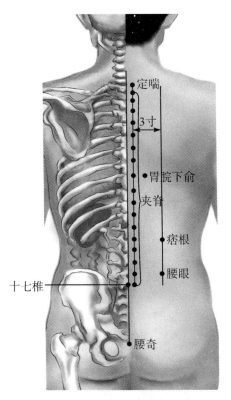

图 7 - 73　定喘、夹脊等穴位图

8. 腰眼(EX - B7)

【定位】在腰区,横平第 4 腰椎棘突下,后正中线旁开约 3.5 寸凹陷中。
(图 7 - 73)

【主治】腰痛,月经不调,虚劳。

【操作】直刺 1～1.5 寸。

9. 十七椎(EX - B8)

【定位】在腰区,第 5 腰椎棘突下凹陷中。(图 7 - 73)

【主治】腰骶痛,痛经,月经不调,小便不利,遗尿。

【操作】直刺 0.5～1 寸。

10. 腰奇(EX - B9)

【定位】在骶区,尾骨端直上 2 寸,骶角之间凹陷处。(图 7 - 73)

【主治】癫痫,头痛,失眠,便秘。

【操作】向上平刺 1～1.5 寸。

三、四肢部奇穴

1.肩前

【定位】在肩前区,正坐垂肩,腋前皱襞顶端与肩髃连线的中点。(图7－74)

【主治】肩臂痛,臂不能举。

【操作】直刺1～1.5寸。

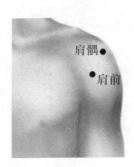

图7－74　肩前穴位图

2.肘尖(EX－UE1)

【定位】在肘后区,尺骨鹰嘴的尖端。(图7－75)

【主治】瘰疬,痈疽,疔疮。

【操作】灸法。

3.中魁(EX－UE4)

【定位】在手指,中指背面,近侧指间关节的中点处。(图7－75)

【主治】反胃、呃逆、呕吐等脾胃病,牙痛,鼻出血。

【操作】灸法。

4.大骨空(EX－UE5)

【定位】在手指,拇指背面,指间关节的中点处。(图7－75)

【主治】目痛,目翳,迎风流泪,吐泻,衄血。

【操作】灸法。

5.小骨空(EX－UE6)

【定位】在手指,小指背面,近侧指间关节的中点处。(图7－75)

【主治】目痛,目翳,迎风流泪,指关节痛。

【操作】灸法。

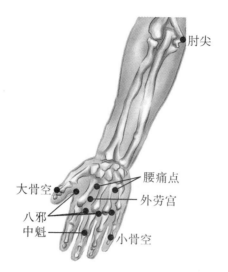

图 7-75 肘尖、中魁等穴位图

6. 腰痛点(EX-UE7)

【定位】在手背侧,第 2、3 掌骨及第 4、5 掌骨之间,腕背侧远端横纹与掌指关节的中点处,一手两穴。(图 7-75)

【主治】急性腰扭伤。

【操作】由两侧向掌中斜刺 0.5~0.8 寸。

7. 外劳宫(EX-UE8)

【定位】在手背,第 2、3 掌骨间,掌指关节后 0.5 寸(指寸)凹陷中。(图 7-75)

【主治】落枕,手指麻木,手指屈伸不利,腹痛,腹泻,小儿消化不良。

【操作】直刺或斜刺 0.5~0.8 寸。

8. 八邪(EX-UE9)

【定位】在手背,第 1~5 指间,指蹼缘后方赤白肉际处,左右共八穴。(图 7-75)

【主治】手背肿痛,手指麻木,目痛,咽痛,烦热。

【操作】向下斜刺 0.5~0.8 寸,或点刺出血。

9. 二白(EX-UE2)

【定位】在前臂前区,腕掌侧远端横纹上 4 寸,桡侧腕屈肌腱的两侧,一肢两穴。(图 7-76)

【主治】痔疮,脱肛,前臂痛,胸胁痛。

【操作】直刺 0.5～0.8 寸。

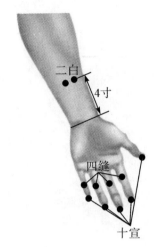

图 7-76　二白、四缝、十宣穴位图

10.四缝(EX-UE10)

【定位】在手指,第 2～5 指掌面的近侧指间关节横纹的中央,一手四穴。(图 7-76)

【主治】小儿疳疾,百日咳,小儿腹泻。

【操作】点刺出血或挤出少许黄色透明黏液。

11.十宣(EX-UE11)

【定位】在手指,十指尖端,距指甲游离缘 0.1 寸(指寸),左、右共十穴。(图 7-76)

【主治】昏迷,高热,晕厥,中暑,咽喉肿痛,手指麻木。

【操作】浅刺 0.1～0.2 寸,或点刺出血。

12.鹤顶(EX-LE2)

【定位】在膝前区,髌底中点的上方凹陷中。(图 7-77)

【主治】膝痛,鹤膝风,腿足无力。

【操作】直刺 0.8～1 寸。

13.百虫窝(EX-LE3)

【定位】在股前区,髌底内侧端上 3 寸。(图 7-77)

【主治】虫积,皮肤瘙痒,风疹,湿疹。

【操作】直刺 0.5～1 寸。

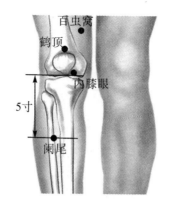

图 7-77 鹤顶、百虫窝等穴位图

14. 内膝眼(EX-LE4)

【定位】在膝部,髌韧带内侧凹陷处的中央。(图7-77)

【主治】膝痛,鹤膝风,脚气。

【操作】向膝中斜刺1.5~1寸,或透刺对侧膝眼。

15. 阑尾(EX-LE7)

【定位】在小腿外侧,髌韧带外侧凹陷下5寸,胫骨前嵴外一横指(中指)。(图7-77)

【主治】急、慢性阑尾炎,急性肠炎,消化不良。

【操作】直刺1.5~2寸。

16. 胆囊(EX-LE6)

【定位】在小腿外侧,腓骨小头直下2寸。(图7-78)

【主治】急、慢性胆囊炎,胆石症,胆道蛔虫症,胆绞痛,胁痛。

【操作】直刺1~2寸。

17. 八风(EX-LE10)

【定位】在足背,第1~5趾间,趾蹼缘后方赤白肉际处,左右共八穴。(图7-78)

【主治】趾痛,足跗肿痛,脚气,毒蛇咬伤。

【操作】斜刺0.5~0.8寸,或点刺出血。

18. 外踝尖(EX-LE9)

【定位】在踝部,外踝的最凸起处。(图7-78)

【主治】脚趾拘急,白虎历节风痛,脚气,齿痛,小儿重舌。

【操作】禁刺,可灸。

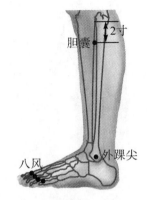

图7-78 胆囊、八风、外踝尖穴位图

19.内踝尖(EX-LE8)

【定位】在踝部,内踝的最凸起处。(图7-79)

【主治】齿痛,乳蛾,小儿不语,转筋。

【操作】灸法。

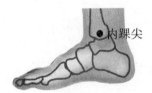

图7-79 内踝尖穴位图

20.独阴(EX-LE11)

【定位】在足底,第2趾的跖侧远端趾间关节的中点。(图7-80)

【主治】胞衣不下,月经不调,疝气,胸胁痛,呕吐。

【操作】可灸。孕妇禁针。

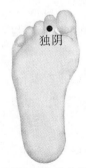

图7-80 独阴穴位图

下 篇

歌 赋

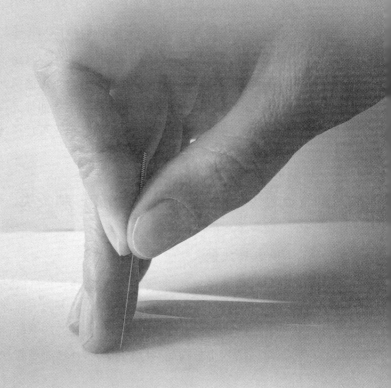

第八章　针灸经典歌赋精选

第一节　腧穴类

一、四总穴歌

肚腹三里留,腰背委中求。

头项寻列缺,面口合谷收。

(选自《针灸大全》)

二、现代版"四总穴歌"

心胸取内关,小腹三阴谋。

酸痛阿是穴,急救刺水沟。

三、马丹阳天星十二穴并治杂病歌(节选)

三里内庭穴,曲池合谷接。委中配承山,太冲昆仑穴。

环跳与阳陵,通里并列缺。合担用法担,合截用法截。

三百六十穴,不出十二诀。治病如神灵,浑如汤浇雪。

北斗降真机,金锁教开彻。至人可传授,匪人莫浪说。

(选自《针灸大全》)

第二节　刺灸类

一、针法歌

先说平针法,含针口内温,按揉令气散,掐穴故教深。

持针安穴上,令他嗽一声,随嗽归天部,停针再至人。

再停归地部,待气候针沉,气若不来至,指甲切其经。

次提针向病,针退天地人,补必随经刺,令他吹气频。

随吹随左转，逐归天地人，待气停针久，三弹更熨温。

出针口吸气，急急闭其门，泻欲迎经取，吸则内其针。

吸时须右转，依次进天人，转针仍复吸，依法要停针。

出针吹口气，摇动大其门。

（选自《针灸大成》）

二、金针赋

观夫针道，捷法最奇。须要明于补泻，方可起于倾危。先分病之上下，次定穴之高低。头有病而足取之，左有病而右取之。男子之气，早在上而晚在下，取之必明其理；女子之气，早在下而晚在上，用之必识此时。午前为早属阳，午后为晚属阴。男女上下，凭腰分之。手足三阳，手走头而头走足；手足三阴，足走腹而胸走手。阴升阳降，出入之机。逆之者，为泻为迎，顺之者，为补为随。春夏刺浅者以瘦，秋冬刺深者以肥。更观元气之厚薄，刺分浅深之尤宜。

原夫补泻之法，妙在呼吸手指。男子者，大指进前左转，呼之为补，退后右转，吸之为泻，提针为热，插针为寒；女子者，大指退后右转，吸之为补，进前左转，呼之为泻，插针为热，提针为寒。左与右各异，胸与背不同。午前者如此，午后者反之。是故爪而切之，下针之法；摇而退之，出针之法；动而进之，催针之法；循而摄之，行气之法。搓则去病，弹则补虚。肚腹盘旋，扪为穴闭。重沉豆许曰按，轻浮豆许曰提。一十四法，针要所备。补者一退三飞，真气自归；泻者一飞三退，邪气自避。补则补其不足，泻则泻其有余。有余者为肿为痛，曰实；不足者为痒为麻，曰虚。气速效速，气迟效迟，死生贵贱，针下皆知。贱者硬而贵者脆，生者涩而死者虚。候之不至，必死无疑。

且夫下针之法，须爪按重而切之，次令咳嗽一声，随咳下针。凡补者呼气，初针刺至皮肉，乃曰天才；少停进针，刺至肉内，是曰人才；又停进针，刺至筋骨之间，名曰地才。此为极处，就当补之，再停良久，却须退针至人之分，待气沉紧，倒针朝病，进退往来，飞经走气，尽在其中矣。凡泻者吸气，初针至天，少停进针，直至于地，得气泻之，再停良久，却须退针，复至于人，待气沉紧，倒针朝病，法同前矣。其或晕针者，神气虚也，以针补之，以袖掩之，口鼻气回，热汤与之，略停少顷，依前再施。

及夫调气之法，下针至地之后，复人之分，欲气上行，将针右捻；欲气下行，将针左捻;欲补先呼后吸,欲泻先吸后呼。气不至者,以手循摄,以针摇动,进捻搓弹,直待气至。以龙虎升腾之法,按之在前,使气在后;按之在后,使气在前。运气走至疼痛之所,以纳气之法,扶针直插,复向下纳,使气不回。若关节阻涩,气不过者,以龙虎龟凤通经接气,大段之法,驱而运之,仍以循摄爪切,无不应矣,此通仙之妙。

况夫出针之法,病势既退,针气微松;病未退者,针气如根,推之不动,转之不移,此为邪气吸拔其针,乃真气未至,不可出之;出之者其病即复,再须补泻,停以待之,直候微松,方可出针豆许,摇而停之。补者吸之去疾,其穴急扪;泻者呼之去徐,其穴不闭。欲令腠密,然后调气,故曰下针贵迟,太急伤血;出针贵缓,太急伤气。已上总要,于斯尽矣。

考夫治病之法有八:一曰烧山火,治顽麻冷痹,先浅后深,用九阳而三进三退,慢提紧按,热至,紧闭插针,除寒之有准。二曰透天凉,治肌热骨蒸,先深后浅,用六阴而三出三入,紧提慢按,寒至,徐徐举针,退热之可凭。皆细细搓之,去病准绳。三曰阳中隐阴,先寒后热,浅而深,以九六之法,则先补后泻也。四曰阴中隐阳,先热后寒,深而浅,以六九之方,则先泻后补也。补者直须热至,泻者务待寒侵,犹如搓线,慢慢转针。盖法在浅则用浅,法在深则用深,二者不可兼而紊之也。五曰子午捣臼,水蛊膈气,落穴之后,调气均匀,针行上下,九入六出,左右转之,十遭自平。六曰进气之诀,腰背肘膝痛,浑身走注疼,刺九分,行九补,卧针五七吸,待气上行。亦可龙虎交战,左捻九而右捻六,是亦住痛之针。七曰留气之诀,疟瘕癖癥,刺七分,用纯阳,然后乃直插针,气来深刺,提针再停。八曰抽添之诀,瘫痪疮癞,取其要穴,使九阳得气,提按搜寻,大要运气周遍,扶针直插,复向下纳,回阳倒阴。指下玄微,胸中活法,一有未应,反复再施。

若夫过关过节,催运气血,以飞经走气,其法有四:一曰青龙摆尾,如扶船舵,不进不退,一左一右,慢慢拨动。二曰白虎摇头,似手摇铃,退方进圆,兼之左右,摇而振之。三曰苍龟探穴,如入土之象,一退三进,钻剔四方。四曰赤凤迎源,展翅之仪,入针至地,提针至天,候针自摇,复进其元,上下左右,四围飞旋,病在上吸而退之,病在下呼而进之。

至夫久患偏枯,通经接气之法,已有定息寸数。手足三阳,上九而下十四,过经四寸;手足三阴,上七而下十二,过经五寸。在乎摇动出纳,呼吸同法,驱运气血,顷刻周流,上下通接,可使寒者暖而热者凉,痛者止而胀者消,若开渠之决水,立时见功,何倾危之不起哉?虽然,病有三因,皆从气血,针分八法,不离阴阳。盖经络昼夜之循环,呼吸往来之不息,和则身体康健,否则疾病竞生。譬如天下国家地方,山海田园,江河溪谷,值岁时风雨均调,则水道疏利,民安物阜。其或一方一所,风雨不均,遭以旱涝,使水道涌竭不通,灾忧遂至。人之气血,受病三因,亦犹方所之旱涝也。盖针砭所以通经脉,均气血,蠲邪扶正,故曰捷法最奇者哉。

嗟夫! 轩岐古远,卢扁死亡,此道幽深,非一言而可尽,斯文细密,在久习而能通。岂世上之常辞,庸流之乏术,得之者若科之及第,而悦于心;用之者如射之发中,而进于目。述自先贤,传之后学,用针之士,有志于斯,果能洞造玄微,而尽其精妙,则世之伏枕之疴,有缘者遇针,其病皆随手而愈。

(选自《针灸大全》)

《金针赋》是针刺手法中的重要篇章,重点介绍了烧山火、透天凉等治病八法,"龙虎龟凤"飞经接气四法,十四种单式手法。首载于明代徐凤的《针灸大全》,因"金乃世之宝也,非富贵不能得之",故名"金针赋",强调针法理论的重要和高深,是针刺手法中的名篇,主要内容如下。

(1)进针:记载了下针十四法,将针刺手法总结为"下针十四法",为针刺操作手法的规范和传承做出了重要贡献。

(2)行气:提出飞经走气四法,记载了青龙摆尾、白虎摇头、苍龟探穴、赤凤迎源四种具有行气作用的复式手法。

(3)针刺补泻手法:提出治病八法,《金针赋》提出了烧山火、透天凉、阳中隐阴、阴中隐阳、子午捣白、进气与龙虎交战、留气、抽添等八种复式针刺补泻手法,是后世补泻手法的主要内容,对手法操作的动作和次数提出具体参数,强调多种补泻方法结合应用,为复式手法的发展奠定了重要基础。

三、补泻雪心歌

行针补泻分寒热,泻寒补热须分别。捻针向外泻之方,捻针向内补之诀。
泻左须将大指前,泻右大指当后拽。补左大指向前搓,补右大指往上拽。
如何补泻有两般,盖是经络两边发。补泻又要识迎随,随则为补迎为泻。
古人补泻左右分,今人乃为男女别。男女经脉一般生,昼夜循环无暂歇。
两手阳经上走头,阴经胸走手指辍。两足阳经头走足,阴经足走腹中结。

随则针头随经行，迎则针头迎经夺。更为补泻定呼吸，吸泻呼补真奇绝。

补则呼出却入针，要知针用三飞法。气至出针吸气入，疾而一退急扪穴。

泻则吸气方入针，要知阻气通身达。气至出针呼气出，徐而三退穴开禁。

此诀出自梓桑君，我今授汝心已雪。正是补泻玄中玄，莫向人前轻易说。

（选自《针灸聚英》）

四、刺法启玄歌

十二阴阳气血，凝滞全凭针焫，细推十干五行，谨按四时八节。

出入要知先后，开阖慎毋妄别，左手按穴分明，右手持针亲切。

刺荣无伤卫气，刺卫毋伤荣血，循扪引道之因，呼吸调和寒热。

补即慢慢出针，泻即徐徐闭穴，发明难素玄微，俯仰岐黄秘诀。

若能劳心劳力，必定愈明愈哲。譬如闭户造车，端正出门合辙。

倘逢志士细推，不是知音莫说。了却个中规模，便是医中俊杰。

（选自《针灸大成》）

五、行针次第手法歌

行针手法口诀多，撮要编为十二歌，

取穴持温进指摄，退搓念留摇拔合。

取穴歌

取穴先将爪切深，须教毋外慕其心，

令彼荣卫无伤碍，医者方堪入妙针。

持针歌

持针之士要心雄，手如握虎莫放松，

欲识机关三部奥，须将此理再推穷。

温针歌

温针之理最为良，口内温和审穴方，

毋令冷热相争搏，荣卫宣通始安祥。

进针歌

进针理法取关机，失经失穴最不宜，

阳经取陷阴经脉，三思已定针之愈。

指循歌

部分经络要指循，只为针头不紧沉，
推则行之引则止，调和血气使来临。

摄法歌

摄法原因气滞经，大指爪甲切莫轻，
以指摄针待气至，邪气流行针自轻。

退针歌

退针手法理要知，三才诀内总玄机，
一部六数三吸气，须臾疾病自然愈。

搓针歌

搓针泻气最为奇，气至针缠莫就移，
浑如搓线攸攸转，急则缠针肉不离。

捻针歌

捻针指法不相同，一般在手两般功，
内外转移行上下，助正伏邪疾自轻。

留针歌

留针取气候沉浮，出入徐徐必逗留，
能令荣卫纵横散，巧妙元机在指头。

摇针歌

摇针三部皆六摇，依次推排在指梢，
孔穴大开无窒碍，邪气通除病自消。

拔针歌

拔针之时切勿忙，闭门存神要精详，
不沉不紧求针尾，此诀须当韫锦囊。

（选自《医宗金鉴》）

第三节　证治类

一、回阳九针歌

哑门劳宫三阴交,涌泉太溪中脘接。

环跳三里合谷并,此是回阳九针穴。

（选自《针灸聚英》）

二、千金十一穴歌

三里内庭穴,肚腹中妙诀。曲池与合谷,头面病可彻。

腰背痛相连,委中昆仑穴。胸项如有痛,后溪并列缺。

环跳与阳陵,膝前兼腋胁。可补即留久,当泻即疏泄。

三百六十名,十一千金穴。

（选自《针灸大全》）

注:《千金十一穴歌》较《天星十二穴歌》少承山、太冲、通里,而多一后溪。

三、孙真人针十三鬼穴歌

百邪癫狂所为病,针有十三穴须认,凡针之体先鬼宫,次针鬼信无不应,

一一从头逐一求,男从左起女从右。一针人中鬼宫停,左边下针右出针;

第二手大指甲下,名鬼信刺三分深;三针足大趾甲下,名曰鬼垒入二分;

四针掌上大陵穴,入寸五分为鬼心;五针申脉名鬼路,火针三分七锃锃;

第六却寻大椎上,入发一寸名鬼枕;七刺耳垂下八分,名曰鬼床针要温;

八针承浆名鬼市,从左出右君须记;九针劳宫为鬼窟;十针上星名鬼堂;

十一阴下缝三壮,女玉门头为鬼藏;十二曲池名鬼臣,火针仍要七锃锃;

十三舌头当舌中,此穴须名是鬼封。手足两边相对刺,若逢孤穴只单通,

此是先师真妙诀,狂猖恶鬼走无踪。

（选自《千金要方》）

十三穴分别为鬼宫(人中)、鬼床(颊车)、鬼枕(风府)、鬼藏(女玉门头、男阴下,简称会阴)、鬼封(舌缝,舌背正中缝的中点处)、鬼信(少商)、鬼臣(曲池)、鬼垒(隐白)、鬼堂(上星)、鬼路(申脉)、鬼窟(劳宫)、鬼市(承浆)、鬼心(大陵)。

【速记】"人车府会缝商场，隐星深宫将大陵"，对应穴位"人中、颊车、风府、会阴、舌缝、少商、曲池、隐白、上星、申脉、劳宫、承浆、大陵"。

四、宋徐秋夫鬼病十三穴歌

人中神庭风府始，舌缝承浆颊车次。

少商大陵间使连，乳中阳陵泉有据。

隐白行间不可差，十三穴是秋夫置。

（选自《针灸聚英》）

十三穴分别为人中、颊车、神庭、风府、舌缝、少商、乳中、隐白、行间、阳陵泉、间使、承浆、大陵，它们为治疗癫狂病的要穴。

【速记】人车庭风商中，隐行泉使将大陵。

五、行针指要歌

或针风，先向风府百会中。或针水，水分挟脐上边取。

或针结，针着大肠泄水穴。或针劳，须向膏肓及百劳。

或针虚，气海丹田委中奇。或针气，膻中一穴分明记。

或针嗽，肺俞风门须用灸。或针痰，先针中脘三里间。

或针吐，中脘气海膻中补。反胃吐食一般医，针中有妙少人知。

（选自《针灸聚英》）

六、长桑君天星秘诀歌

天星秘诀少人知，此法专分前后施。若是胃中停宿食，后寻三里起璇玑。

脾病血气先合谷，后刺三阴交莫迟。如中鬼邪先间使，手臂挛痹取肩髃。

脚若转筋并眼花，先针承山次内踝。脚气酸疼肩井先，次寻三里阳陵泉。

如是小肠连脐痛，先刺阴陵后涌泉。耳鸣腰痛先五会，次针耳门三里内。

小肠气痛先长强，后刺大敦不要忙。足缓难行先绝骨，次寻条口及冲阳。

牙疼头痛兼喉痹，先刺二间后三里。胸膈痞满先阴交，针到承山饮食喜。

肚腹浮肿胀膨膨，先针水分泻建里。伤寒过经不出汗，期门三里先后看。

寒疟面肿及肠鸣，先取合谷后内庭。冷风湿痹针何处，先取环跳次阳陵。

指痛挛急少商好，依法施之无不灵。此是桑君真口诀，时常莫作等闲轻。

（选自《针灸大全》）

七、肘后歌

头面之疾针至阴,腿脚有疾风府寻,心胸有病少府泻,脐腹有病曲泉针。

肩背诸疾中渚下,腰膝强痛交信凭,胁肋腿痛后溪妙,股膝肿起泻太冲。

阴核发来如升大,百会妙穴真可骇。顶心头痛眼不开,涌泉下针定安泰。

鹤膝肿劳难移步,尺泽能舒筋骨疼,更有一穴曲池妙,根寻源流可调停,

其患若要便安愈,加以风府可用针。更有手臂拘挛急,尺泽刺深去不仁,

腰背若患挛急风,曲池一寸五分攻。五痔原因热血作,承山须下病无踪。

哮喘发来寝不得,丰隆刺入三分深。狂言盗汗如见鬼,惺惺间使便下针。

骨寒髓冷火来烧,灵道妙穴分明记。疟疾寒热真可畏,须知虚实可用意,

间使宜透支沟中,大椎七壮合圣治。连日频频发不休,金门刺深七分是。

疟疾三日得一发,先寒后热无他语,寒多热少取复溜,热多寒少用间使。

或患伤寒热未收,牙关风壅药难投,项强反张目直视,金针用意列缺求。

伤寒四肢厥逆冷,脉气无时仔细寻,神奇妙穴真有二,复溜半寸顺骨行。

四肢回还脉气浮,须晓阴阳倒换求,寒则须补绝骨是,热则绝骨泻无忧,

脉若浮洪当泻解,沉细之时补便瘥。百合伤寒最难医,妙法神针用意推,

口禁眼合药不下,合谷一针效甚奇。狐惑伤寒满口疮,须下黄连犀角汤,

虫在脏腑食肌肉,须要神针刺地仓。伤寒腹痛虫寻食,吐蛔乌梅可难攻,

十日九日必定死,中脘回还胃气通。伤寒痞气结胸中,两目昏黄汗不通,

涌泉妙穴三分许,速使周身汗自通。伤寒痞结胁积痛,宜用期门见深功。

当汗不汗合谷泻,自汗发黄复溜凭。飞虎一穴通痞气,祛风引气使安宁。

刚柔二痉最乖张,口禁眼合面红妆,热血流入心肺府,须要金针刺少商。

中满如何去得根,阴包如刺效如神,不论老幼依法用,须教患者便抬身。

打扑伤损破伤风,先于痛处下针攻,后向承山立作效,甄权留下意无穷。

腰腿疼痛十年春,应针不了便惺惺,大都引气探根本,服药寻方枉费金。

脚膝经年痛不休,内外踝边用意求,穴号昆仑并吕细,应时消散即时瘥。

风痹痿厥如何治?大杼曲泉真是妙,两足两胁满难伸,飞虎神针七分到。

腰软如何去得根,神妙委中立见效。

（选自《针灸聚英》）

八、玉龙赋

夫参博以为要，辑简而舍烦，
总《玉龙》以成赋，信金针以获安。

原夫卒暴中风，顶门、百会；
脚气连延，里、绝、三交。
头风、鼻渊，上星可用；
耳聋、腮肿，听会偏高。
攒竹、头维，治目疼头痛；
乳根、俞府，疗气嗽痰哮。
风市、阴市，驱腿脚之乏力；
阴陵、阳陵，除膝肿之难熬。

二白医痔漏，间使剿疟疾；
大敦去疝气，膏肓补虚劳。
天井治瘰疬瘾疹，神门治呆痴笑咷。
咳嗽风痰，太渊、列缺宜刺；
尪羸喘促，璇玑、气海当知。
期门、大敦，能治坚痃疝气；
劳宫、大陵，可疗心闷疮痍。

心悸虚烦刺三里，时疫疟疾寻后溪。
绝骨、三里、阴交，脚气宜此；
睛明、太阳、鱼尾，目症凭兹。
老者便多，命门兼肾俞而著艾；
妇人乳肿，少泽与太阳之可推。
身柱蠲嗽，能除膂痛；
至阳却疸，善治神疲。
长强、承山，灸痔最妙；
丰隆、肺俞，痰嗽称奇。

风门主伤冒寒邪之嗽，
天枢理感患脾泄之危。

风池、绝骨，而疗乎伛偻；
人中、曲池，可治其痿伛。
期门刺伤寒未解，经不再传；
鸠尾针癫痫已发，慎其妄施。
阴交、水分、三里，蛊胀宜刺；
商丘、解溪、丘墟，脚痛堪追。

尺泽理筋急之不用，腕骨疗手腕之难移。
肩脊痛兮，五枢兼于背缝；
肘挛痛兮，尺泽合于曲池。
风湿搏于两肩，肩髃可疗；
壅热盛乎三焦，关冲最宜。
手臂红肿，中渚、液门要辨；
脾虚黄疸，腕骨、中脘何疑。
伤寒无汗，攻复溜宜泻；
伤寒有汗，取合谷当随。

欲调饱满之气逆，三里可胜；
要起六脉之沉匿，复溜称神。
照海、支沟，通大便之秘；
内庭、临泣，理小腹之膜。
天突、膻中医喘嗽，地仓、颊车疗口㖞。
迎香攻鼻窒为最，肩井除臂痛如拏。
二间治牙疼，中魁理翻胃而即愈；
百劳止虚汗，通里疗心惊而即瘥。
大小骨空，治眼烂能止冷泪；
左右太阳，医目疼善除血翳。

心俞、肾俞,治腰肾虚乏之梦遗;

人中、委中,除腰脊痛闪之难制。

太溪、昆仑、申脉,最疗足肿之迍;

涌泉、关元、丰隆,为治尸劳之例。

印堂治其惊搐,神庭理乎头风。

大陵、人中频泻,口气全除;

带脉、关元多灸,肾败堪攻。

腿脚重疼,针髋骨、膝关、膝眼;

行步艰楚,刺三里、中封、太冲。

取内关于照海,医腹疾之块;

搐迎香于鼻内,消眼热之红。

肚痛秘结,大陵合外关于支沟;

腿风湿痛,居髎兼环跳于委中。

上脘、中脘,治九种之心痛;

赤带、白带,求中极之异同。

又若心虚热壅,少冲明于济夺;

目昏血溢,肝俞辨其实虚。

当心传之玄要,究手法之疾徐。

或值挫闪疼痛之不定,此为难拟定穴之可祛。

辑管见以便诵读,幸高明而无哂诸。

(选自《针灸聚英》)

　　《玉龙赋》收录于明代高武编撰的《针灸聚英》中,是作者根据《玉龙歌》内容撰写而成,以玉龙为名,旨在强调其内容不易多得,以及所选各穴主治作用的神妙。作者姓氏、写作具体时间等无从考查,主要内容如下。

　　(1)描述了内、外、妇、儿、五官等各科病症的针灸治法,对针灸临床有指导意义。

　　(2)总结出多种取穴原则,有局部取穴、循经取穴、辨证取穴等,取穴过程要遵循的基本规律:①头面五官疾病以局部取穴为主;②四肢病症以循经取穴与局部取穴相结合;③脏腑病症以循经辨证取穴为主,配合俞募穴、交会穴;④外科病症主要是循经取穴配合经外奇穴治疗。

本歌赋重视交会穴和经外奇穴的应用,这些取穴规律对后世针灸处方的发展有指导意义。

(3)强调针灸治疗过程中,采用适宜的针灸补泻方法。

九、百症赋

百症腧穴,再三用心。

囟会连于玉枕,头风疗以金针。

悬颅颔厌之中,偏头痛止;

强间丰隆之际,头痛难禁。

原夫面肿虚浮,须仗水沟、前顶;

耳聋气闭,全凭听会、翳风。

面上虫行有验,迎香可取;

耳中蝉噪有声,听会堪攻。

目眩兮,支正、飞扬;目黄兮,阳纲、胆俞。

攀睛攻少泽、肝俞之所,泪出刺临泣、头维之处。

目中漠漠,即寻攒竹、三间;

目觉䀮䀮,急取养老、天柱。

观其雀目肝气,睛明、行间而细推;

审他项强伤寒,温溜、期门而主之。

廉泉、中冲,舌下肿疼堪取;

天府、合谷,鼻中衄血宜追。

耳门、丝竹空,住牙疼于顷刻;

颊车、地仓穴,正口㖞于片时。

喉痛兮,液门、鱼际去疗,

转筋兮,金门、丘墟来医。

阳谷、侠溪,颔肿口噤并治;

少商、曲泽,血虚口渴同施。

通天去鼻内无闻之苦，

复溜祛舌干口燥之悲。

哑门、关冲，舌缓不语而要紧；

天鼎、间使，失音嗫嚅而休迟。

太冲泻唇喎以速愈，承浆泻牙疼而即移。

项强多恶风，束骨相连于天柱；

热病汗不出，大都更接于经渠。

且如两臂顽麻，少海就傍于三里；

半身不遂，阳陵远达于曲池。

建里、内关，扫尽胸中之苦闷；

听宫、脾俞，祛残心下之悲凄。

久知胁肋疼痛，气户、华盖有灵；

腹中肠鸣，下脘、陷谷能平。

胸胁支满何疗，章门、不容细寻。

膈疼饮蓄难禁，膻中、巨阙便针。

胸满更加噎塞，中府、意舍所行；

胸膈停留瘀血，肾俞、巨髎宜征。

胸满项强，神藏、璇玑已试；

背连腰痛，白环、委中曾经。

脊强兮，水道、筋缩；目眲兮，颧髎、大迎。

痓病非颅息而不愈，脐风须然谷而易醒。

委阳、天池，腋肿针而速散；

后溪、环跳，腿疼刺而即轻。

梦魇不宁，厉兑相谐于隐白；

发狂奔走，上脘同起于神门。

惊悸怔忡，取阳交、解溪勿误；

反张悲哭，仗天冲、大横须精。

癫疾必身柱、本神之令，发热仗少冲、曲池之津。

岁热时行，陶道复求肺俞理；

风痫常发,神道还须心俞宁。

湿寒湿热下髎定,厥寒厥热涌泉清。

寒慄恶寒,二间疏通阴郄暗;

烦心呕吐,幽门开彻玉堂明。

行间、涌泉,主消渴之肾竭;

阴陵、水分,去水肿之脐盈。

痨瘵传尸,趋魄户、膏肓之路;

中邪霍乱,寻阴谷、三里之程。

治疸消黄,谐后溪、劳宫而看;

倦言嗜卧,往通里、大钟而明。

咳嗽连声,肺俞须迎天突穴;

小便赤涩,兑端独泻太阳经。

刺长强与承山,善主肠风新下血;

针三阴与气海,专司白浊久遗精。

且如肓俞、横骨,泻五淋之久积;

阴郄、后溪,治盗汗之多出。

脾虚谷以不消,脾俞、膀胱俞觅;

胃冷食而难化,魂门、胃俞堪责。

鼻痔必取龈交,瘿气须求浮白。

大敦、照海,患寒疝而善嚱;

五里、臂臑,生疬疮而能治。

至阴、屏翳,疗痒疾之疼多;

肩髃、阳溪,消瘾风之热极。

抑又论妇人经事改常,自有地机血海;

女子少气漏血,不无交信、合阳。

带下产崩,冲门、气冲宜审;

月潮违限,天枢、水泉细详。

肩井乳痈而极效,商丘痔瘤而最良。

脱肛趋百会、尾翠之所,无子搜阴交、石关之乡。

中脘主乎积痢,外丘收乎大肠。

寒疟兮商阳、太溪验,

疟癖兮冲门、血海强。

夫医乃人之司命,非志士而莫为;

针乃理之渊微,须至人之指教。

先究其病源,后攻其穴道,

随手见功,应针取效。

方知玄里之玄,始达妙中之妙。

此篇不尽,略举其要。

（选自《针灸聚英》）

本赋首载于明代高武的《针灸聚英》,作者不详。因本歌赋中论述多种疾病的针灸辨证论治、取穴和配穴方法,故名"百症赋",主要内容如下。

(1)按头面五官、颈项、躯干、四肢,全身"自上而下"的顺序,列举了多种病症的主治穴位,其中所选腧穴多偏重于五输穴、背俞穴、募穴、络穴等特定穴。

(2)描述了多种取穴、配穴方法,如局部邻近取穴、循经远道取穴等,这些方法至今仍是针灸临床的常用方法,其取穴精良,对后世医家临床选穴具有很大的指导价值。

(3)歌赋中强调"医乃人之司命,非志士而莫为","针乃理之渊微,须至人之指教",要求针灸医生要深入钻研针灸理论,穷其病源,攻其穴道,方能达到"随手见功,应针取效"的境界,体会到针灸"玄里之玄""妙中之妙"的真谛。

第四节　综合类

标幽赋

拯救之法,妙用者针。察岁时于天道,定形气于予心。春夏瘦而刺浅,秋冬肥而刺深。不穷经络阴阳,多逢刺禁;既论脏腑虚实,须向经寻。

原夫起自中焦,水初下漏,太阴为始,至厥阴而方终;穴出云门,抵期门而最后。正经十二,别络走三百余支;正侧偃伏,气血有六百余候。手足三阳,手

207

走头而头走足;手足三阴,足走腹而胸走手。要识迎随,须明逆顺。

况夫阴阳,气血多少为最。厥阴太阳,少气多血;太阴少阴,少血多气;而又气多血少者,少阳之分;气盛血多者,阳明之位。先详多少之宜,次察应至之气。轻滑慢而未来,沉涩紧而已至。既至也,量寒热而留疾;未至也,据虚实而候气。气之至也,若鱼吞钩饵之浮沉;气未至也,似闲处幽堂之深邃。气速至而速效,气迟至而不治。

观夫九针之法,毫针最微,七星上应,众穴主持。本形金也,有蠲邪扶正之道;短长水也,有决凝开滞之机;定刺象木,或斜或正;口藏比火,进阳补羸。循机扪而可塞以象土,实应五行而可知。然是三寸六分,包含妙理;虽细桢于毫发,同贯多歧。可平五脏之寒热,能调六腑之实虚。拘挛闭塞,遣八邪而去矣;寒热痹痛,开四关而已之。

凡刺者,使本神朝而后入;既刺也,使本神定而气随。神不朝而勿刺,神已定而可施。定脚处,取气血为主意;下手处,认水木是根基。天地人三才也,涌泉同璇玑百会;上中下三部也,大包与天枢地机。阳跷阳维并督带,主肩背腰腿在表之病;阴跷阴维任冲脉,去心腹胁肋在里之疑。二陵二跷二交,似续而交五大;两间两商两井,相依而别两支。

大抵取穴之法,必有分寸,先审自意,次观肉分;或伸屈而得之,或平直而安定。在阳部筋骨之侧,陷下为真;在阴分郄腘之间,动脉相应。取五穴用一穴而必端,取三经用一经而可正。头部与肩部详分,督脉与任脉易定。明标与本,论刺深刺浅之经;住痛移疼,取相交相贯之径。

岂不闻脏腑病,而求门海俞募之微;经络滞,而求原别交会之道。更穷四根三结,依标本而刺无不痊;但用八法五门,分主客而针无不效。八脉始终连八会,本是纪纲;十二经络十二原,是为枢要。一日取六十六穴之法,方见幽微;一时取一十二经之原,始知要妙。

原夫补泻之法,非呼吸而在手指;速效之功,要交正而识本经。交经缪刺,左有病而右畔取;泻络远针,头有病而脚上针。巨刺与缪刺各异,微针与妙刺相通。观部分而知经络之虚实,视浮沉而辨脏腑之寒温。

且夫先令针耀,而虑针损;次藏口内,而欲针温。目无外视,手如握虎;心无内慕,如待贵人。左手重而多按,欲令气散;右手轻而徐入,不痛之因。空心恐怯,直立侧而多晕;背目沉掐,坐卧平而没昏。

推于十干、十变，知孔穴之开阖；论其五行五脏，察日时之旺衰。伏如横弩，应若发机。阴交、阳别而定血晕，阴跷、阳维而下胎衣。痹厥偏枯，迎随俾经络接续；漏崩带下，温补使气血依归。静以久留，停针待之。

必准者，取照海治喉中之闭塞；端定处，用大钟治心内之呆痴。大抵疼痛实泻，痒麻虚补。体重节痛而输居，心下痞满而井主。心胀咽痛，针太冲而必除；脾冷胃疼，泻公孙而立愈。胸满腹痛刺内关，胁疼肋痛针飞虎。筋挛骨痛补魂门，体热劳嗽泻魄户。头风头痛，刺申脉与金门；眼痒眼疼，泻光明与地五。泻阴郄止盗汗，治小儿骨蒸；刺偏历利小便，医大人水蛊。中风环跳而宜刺，虚损天枢而可取。

由是午前卯后，太阴生而疾温；离左酉南，月朔死而速冷。循扪弹怒，留吸母而坚长；爪下伸提，疾呼子而嘘短。动退空歇，迎夺右而泻凉；推内进搓，随济左而补暖。

慎之！大患危疾，色脉不顺而莫针；寒热风阴，饥饱醉劳而切忌。望不补而晦不泻，弦不夺而朔不济。精其心而穷其法，无灸艾而坏其皮；正其理而求其原，免投针而失其位。避灸处而加四肢，四十有九；禁刺处而除六俞，二十有二。

抑又闻，高皇抱疾未瘥，李氏刺巨阙而后苏；太子暴死为厥，越人针维会而复醒。肩井曲池，甄权刺臂痛而复射；悬钟环跳，华佗刺躄足而立行。秋夫针腰俞而鬼免沉疴；王纂针交俞而妖精立出。取肝俞与命门，使瞽士视秋毫之末；刺少阳与交别，俾聋夫听夏蚋之声。

嗟夫！去圣逾远，此道渐坠。或不得意而散其学，或恣其能而犯禁忌。愚庸智浅，难契于玄言；至道渊深，得之者有几？偶述斯言，不敢示诸明达者焉，庶几乎童蒙之心启。

（选自《针经指南》）

《标幽赋》为金元时期针灸学家窦汉卿所著。从唐宋至明清，针灸歌赋有120篇之多，其中最著名的为《标幽赋》，"标幽"就是把幽冥隐晦、深奥难懂的针灸理论，标而明之，用歌赋的形式表达出来，故名"标幽赋"，主要内容如下。

（1）歌赋中记载"要识迎随，须明逆顺"，指出运用针灸，应掌握十二经脉的起止腧穴、流注规律和手、足三阴三阳经的走向特点。

（2）《标幽赋》形象地描述了针刺得气与否，以及气至与疗效的关系，"气之至也,如鱼吞钩饵之浮沉;气未至也,如闲处幽堂之深邃""气速至而速效,气迟至而不治";并提出毫针具有"决凝开滞""蠲邪扶正""补虚泻实"的作用。

(3)《标幽赋》强调了治神的重要性,提出"凡刺者,使本神朝而后入;既刺也,使本神定而气随。神不朝而勿刺,神已定而可施"。

(4)本歌赋提出了"伸屈""取五穴用一穴""取三经使一经"等取穴方法。

(5)本歌赋强调了针刺过程中要检查针具洁净与否,强调左、右手配合进针的操作要领。

(6)本歌赋描述了偏枯、崩漏、喉痛、痴呆、头痛、眼疾、中风等多种病症的选穴方法,以循经取穴为主,以五输穴、原穴、络穴、郄穴等特定穴为主。

第五节　经络类

十二经脉循行

1.手太阴经

肺手太阴之脉,起于中焦,下络大肠,还循胃口,上隔属肺,从肺系横出腋下,下循臑内,行少阴、心主之前,下肘中,循臂内上骨下廉,入寸口,上鱼,循鱼际,出大指之端。

其支者,从腕后直出次指内廉,出其端。

2.手厥阴经

心主手厥阴心包络之脉,起于胸中,出属心包,下膈,历络三焦。

其支者,循胸出胁,下腋三寸,上抵腋下,循臑内,行太阴、少阴之间,入肘中,下臂,行两筋之间,入掌中,循中指,出其端。

其支者,别掌中,循小指次指,出其端。

3.手少阴经

心手少阴之脉,起于心中,出属心系,下膈,络小肠。

其支者,从心系,上挟咽,系目系。

其直者,复从心系却上肺,下出腋下,下循臑内后廉,行太阴、心主之后,下肘内,循臂内后廉,抵掌后锐骨之端,入掌内后廉,循小指之内,出其端。

4.手阳明经

大肠手阳明之脉,起于大指次指之端,循指上廉,出合谷两骨之间,上入两筋之中,循臂上廉,入肘外廉,上臑外前廉,上肩,出髃骨之前廉,上出于柱骨之会上,下入缺盆,络肺,下膈,属大肠。

其支者,从缺盆上颈,贯颊,入下齿中,还出挟口,交人中,左之右,右之左,上挟鼻孔。

5.手少阳经

三焦手少阳之脉,起于小指次指之端,上出两指之间,循手表腕,出臂外两骨之间,上贯肘,循臑外上肩,而交出足少阳之后,入缺盆,布膻中,散络心包,下膈,遍属三焦。

其支者,从膻中,上出缺盆,上项,系耳后,直上出耳上角,以屈下颊至𬱊。

其支者,从耳后入耳中,出走耳前,过客主人,前交颊,至目锐眦。

6.手太阳经

小肠手太阳之脉,起于小指之端,循手外侧上腕,出踝中,直上循臂骨下廉,出肘内两骨之间,上循臑外后廉,出肩解,绕肩胛,交肩上,入缺盆,络心,循咽,下膈,抵胃,属小肠。

其支者,从缺盆循颈,上颊,至目锐眦,却入耳中。

其支者,别颊上𬱊,抵鼻,至目内眦,斜络于颧。

7.足太阴经

脾足太阴之脉,起于大指之端,循指内侧白肉际,过核骨后,上内踝前廉,上腨内,循胫骨后,交出厥阴之前,上膝股内前廉,入腹,属脾,络胃,上膈,挟咽,连舌本,散舌下。

其支者,复从胃别,上膈,注心中。

脾之大络,名曰大包,出渊腋下三寸,布胸胁。

8.足厥阴经

肝足厥阴之脉,起于大指丛毛之际,上循足跗上廉,去内踝一寸,上踝八寸,交出太阴之后,上腘内廉,循股阴,入毛中,环阴器,抵小腹,挟胃,属肝,络胆,上贯膈,布胁肋,循喉咙之后,上入颃颡,连目系,上出额,与督脉会于巅。

其支者,从目系下颊里,环唇内。

其支者,复从肝别,贯膈,上注肺。

9.足少阴经

肾足少阴之脉,起于小指之下,邪走足心,出于然骨之下,循内踝之后,别入跟中，以上腨内，出腘内廉，上股内后廉，贯脊属肾，络膀胱。

其直者，从肾上贯肝膈，入肺中，循喉咙，挟舌本。

其支者，从肺出，络心，注胸中。

10. 足阳明经

胃足阳明之脉，起于鼻，交頞中，旁约太阳之脉，下循鼻外，入上齿中，还出挟口，环唇，下交承浆，却循颐后下廉，出大迎，循颊车，上耳前，过客主人，循发际，至额颅。

其支者，从大迎前，下人迎，循喉咙，入缺盆，下膈，属胃，络脾。

其直者，从缺盆下乳内廉，下挟脐，入气街中。

其支者，起于胃口，下循腹里，下至气街中而合，以下髀关，抵伏兔，下膝髌中，下循胫外廉，下足跗，入中指内间。

其支者，下膝三寸而别，以下入中指外间。

其支者，别跗上，入大指间，出其端。

11. 足少阳经

胆足少阳之脉，起于目锐眦，上抵头角，下耳后，循颈，行手少阳之前，至肩上，却交出手少阳之后，入缺盆。

其支者，从耳后入耳中，出走耳前，至目锐眦后。

其支者，别锐眦，下大迎，合于手少阳，抵于䪼，下加颊车，下颈，合缺盆。以下胸中，贯膈，络肝，属胆，循胁里，出气街，绕毛际，横入髀厌中。

其直者，从缺盆下腋，循胸，过季胁，下合髀厌中。以下循髀阳，出膝外廉，下外辅骨之前，直下抵绝骨之端，下出外踝之前，循足跗上，入小指次指之间。

其支者，别跗上，入大指之间，循大指歧骨内，出其端，还贯爪甲，出三毛。

12. 足太阳经

膀胱足太阳之脉，起于目内眦，上额，交巅。

其支者，从巅至耳上角。

其直者，从巅入络脑，还出别下项，循肩髆内，挟脊抵腰中，入循膂，络肾，属膀胱。

其支者，从腰中，下挟脊，贯臀，入腘中。

其支者，从髆内左右别下贯胛，挟脊内，过髀枢，循髀外后廉下合腘中，以下贯腨内，出外踝之后，循京骨至小指外侧。

（选自《灵枢・经脉》）

参考文献

[1] 高希言.针灸医籍选[M].上海:上海科学技术出版社,2008.

[2] 周树冬.金针梅花诗抄[M].周楣声,重订.合肥:安徽科学技术出版社,1982.

[3] 李杰.经络穴位速记法[M].北京:人民军医出版社,2016.

[4] 李杰.针灸学龙凤诀[M].北京:中国中医药出版社,2019.

[5] 陆寿康.实用头针大全[M].上海:上海科学技术出版社,1993.

[6] 靳瑞.针灸医籍选[M].上海:上海科学技术出版社,1986.

[7] 吴富东.针灸医籍选[M].北京:中国中医药出版社,2003.

[8] 王启才.针灸治疗学[M].北京:中国中医药出版社,2003.

[9] 李忠仁.实验针灸学[M].北京:中国中医药出版社,2007.

[10] 梁繁荣.针灸学[M].北京:中国中医药出版社,2016.

[11] 胡玲.经络腧穴学[M].上海:上海科学技术出版社,2009.

[12] 高武.针灸聚英[M].上海:上海科学技术出版社,1961.

[13] 王富春.刺法灸法学[M].上海:上海科学技术出版社,2009.

[14] 杨继洲.针灸大成[M].北京:人民卫生出版社,1963.

[15] 李杰."312教学法"在针灸学中应用初探[J].中国针灸,2015,35(1):75-76.

[16] 李杰.头针疗法超速记忆的教学设计[J].中国针灸,2016,36(5):523-525.

[17] 李杰."浅谈《经络腧穴学》多种记忆法"[J].上海针灸,2016,35(2):249-251.